ENFERMEDADES INFECCIOSAS
Tomo 2

ENFERMEDADES INFECCIOSAS Tomo 2
*Nataly Prado, Andrés Jácome, Alexis Haro, Andrés Rojas
Vanessa Montúfar, Katherine Almeida, Kevin Aldás
Stefanny Medrano. Francisco Rizzo, Mariasol Vinueza*

IMPORTANTE
La información aquí presentada no pretende sustituir el consejo profesional en situaciones de crisis o emergencia.
Para el diagnóstico y manejo de alguna condición particular es recomendable consultar un profesional acreditado.
Cada uno de los artículos aquí recopilados son de exclusiva responsabilidad de sus autores.

2020 Bold Publisher
Diseño de Portada:
ISBN Tomo 1:
ISBN Tomo 2:
Impreso en Ecuador - Printed in Ecuador
Cualquier forma de reproducción, distribución, comunicación pública o transformación de esta obra solo puede ser realizada con la autorización de sus titulares, salvo excepción prevista por la ley.

Prólogo

El presente libro que tengo el honor de presentar, nace del esfuerzo y dedicación de un amplio grupo de médicos, que han sabido responder con ilusión y madurez científica al reto que se planteó cuando iniciamos este proyecto.

La experiencia del grupo de profesionales que ha participado en el proceso de elaboración de la obra y la evidencia científica que incluye cada uno de los capítulos permiten afrontar con garantías los posibles episodios de enfermedades infecciosas que se presenten en sus lugares habituales de práctica profesional.

El contenido del libro es, por tanto, amplio y variado. En ellos encontraras información completa y actualizada con la que responder a muchas de las cuestiones que surgen en la práctica clínica diaria. Es un texto de consulta pero también de lectura pausada que facilita nuestra permanente puesta al día y permiten, a su vez, la aplicación, por parte de los profesionales sanitarios, del conocimiento en la práctica asistencial de forma inmediata. Nace desde la humildad científica pero con voluntad de perfeccionamiento.

Dr. Cristhian Quinaluisa

Agradecimiento

Como profesionales del área de la salud y teniendo a la vida misma como una importante y valiosa carga en nuestro diario ejercicio médico, ofrecemos para empezar, total gratitud al Creador de la mortalidad, que ha puesto en nuestras manos la labor de dar alivio a los enfermos.

Asimismo rendimos honor a nuestras familias como ejes formadores de quienes somos hoy en día y por potenciar en nuestra esencia el amor y el interés por el bienestar del prójimo.

Siempre gracias a los médicos que han aportado en este libro con su entereza y alto grado de conocimiento e inteligencia para lograr filtrar y resaltar la información adecuada.

Dedicatoria

La siguiente recopilación científica es una ofrenda por parte de los médicos participantes hacia el incesante deseo de los estimados colegas por abarcar y resolver las necesidades y dolencias emergentes de quienes mantienen ferviente nuestra pasión por la Medicina, los pacientes. Es un homenaje a aquellos que han aportado mediante sus descubrimientos y constancia al bienestar del pueblo en pro de mantener la vida en un estado óptimo de salud.

Es un reconocimiento al esfuerzo de cada uno de nosotros como profesionales por trascender en tiempo pero sobre todo por dejar una huella sanadora en quien así lo requiera.

ÍNDICE DE AUTORES

AUTORES

Nataly Estefania Prado Ordoñez
Médico Cirujano por Universidad Tecnológica Equinoccial
Médico General en CEAMIN
Herpangina

Andrés Francisco Jácome Sánchez
Médico General por la Universidad Central del Ecuador
Médico en libre ejercicio
Neumonía

Alexis Javier Haro Perdomo
Médico General por la Universidad Central del Ecuador
Médico en libre ejercicio
Infecciones De Piel Y Tejidos Blandos

Andrés Sebastián Rojas Marín
Médico Cirujano por la Universidad Católica del Ecuador
Médico General en CS Urbano Puyo
Leishmaniasis

Vanessa Poulette Montúfar Vélez
Médico General por la Universidad Central del Ecuador
Médico en libre ejercicio
Sífilis

Katherine Elizabeth Almeida Barba
Médico General por la Universidad Central del Ecuador
Médico Rural CS San Pablo Ushpayacu – Archidona – Napo
Vaginosis Bacteriana

Kevin David Aldás Ibujes
Médico General por la Universidad Central del Ecuador
Médico Residente en Hospital Clínica Metropolitana
Prostatitis

Stefanny Belén Medrano López
Médico General por la Universidad Central del Ecuador
Médico Internista por la Universidad Católica del Ecuador
Especialista en Medicina Interna en el Centro Clínico Quirúrgico Hospital del Día – El Tena
Toxoplasmosis

Francisco Antonio Rizzo Rodríguez
Médico General por la Universidad de Guayaquil
Médico General en Funciones Hospitalarias – Hospital General Docente de Ambato
Sepsis

Mariasol Cecilia Vinueza Andrade
Médico General por la Universidad de Guayaquil
Médico General en Funciones Hospitalarias – Hospital General Docente de Ambato
Sepsis

ÍNDICE

1. Herpangina   17
Nataly Estefanía Prado Ordoñez

2. Neumonía   25
Andrés Francisco Jácome Sánchez

3. Infecciones De Piel Y Tejidos Blandos   41
Alexis Javier Haro Perdomo

4. Leishmaniasis   65
Andrés Sebastián Rojas Marín

5. Sífilis   85
Vanessa Poulette Montúfar Vélez

15. Vaginosis Bacteriana   113
Katherine Elizabeth Almeida Barba

16. Prostatitis   127
Kevin David Aldás Ibujes

17. Toxoplasmosis   139
Stefanny Belén Medrano López

18. Sepsis   149
Francisco Antonio Rizzo Rodriguez
Mariasol Cecilia Vinueza Andrade

CAPÍTULO 10

Herpangina
Dra. Nataly Estefania Prado Ordoñez

Definición
La herpangina es una enfermedad viral, que se caracteriza por el aparecimiento de pequeñas lesiones ulcerativas y vesiculosas en la boca. (1) Generalmente aparecen en el paladar blando, faringe y amígdalas. (2)

Etiogia y Epidemiologia
Es de afectación principalmente pediátrica producida por varios serotipos del virus coxsackie A y B y enterovirus. (3) Los enterovirus son monocatenarios de sentido positivo sin cubierta, perteneciente a la familia picornaviridae. Los subgrupos originales de enterovirus humanos, poliovirus, coxsaquievirus y echovirus. Es común entre niños de 3 a 10 años. (1) Presenta un periodo de incubación de 2 a 10 días.

Factores relacionados con el aumento de la incidencia: edad joven, sexo masculino, higiene deficiente, hacinamiento, nivel socioeconómico bajo, la mayoría de infecciones sintomáticas por enterovirus ocurren en niños menores de un año. Las personas son los únicos reservorios para los enterovirus humanos. Este se contagia por la ruta feco-oral y respiratoria. La transmisión ocurre dentro de las familias, guarderías, áreas de juego, campamentos de verano, orfanatos y guarderías hospitalarias. El cambio de pañal es factor de riesgo para la diseminación, mientras el lavado de manos disminuye el contagio. (4,1,5)

Titulo: Clasificación de los Enterovirus Humanos

Familia	Picornaviridae
Genero	Enterovirus
Subgrupos	Virus coxackie A, serotipos 1-22, 24 Virus coxackie B, serotipos 1-6 Echnovirus, serotipos 1-9, 11-27, 29-33, echnovirus 34 se ha reclasificado como como coxsaquie A 24. Serotipos de enterovirus.

Tabla N1. Fuente: Pediatria de Nelson, Pag.1138

Fisiopatologia
Después de la adquisición del virus por vía oral o respiratoria, la replicación vírica inicial ocurre en la faringe y el intestino, posiblemente dentro de las células M de las mucosas.

El enterovirus se adhiere a su receptor en la superficie celular y se produce un cambio de conformación en las proteínas de la capside superficial lo que facilita la penetración y la decapsidacion con liberación ARN vírico en el citoplasma.

La replicación inicial en la faringe y el intestino se sigue al cabo de días, por multiplicación en el tejido linfoide, como las amígdalas, las placas de peyer, y los ganglios linfáticos regionales.

Una viremia primaria transitoria origina una diseminación hasta partes más distantes del sistema reticuloendotelial, incluidos el hígado, el bazo, la medula ósea y los ganglios linfáticos lejanos. Las respuestas inmunitarias del huésped pueden limitar la replicación y la progresión fuera del sistema reticuloendotelial y originar una infección subclínica.

La infección clínica se produce si la replicación progresa en dicho sistema, y el virus se propaga por medio de una viremia secundaria mantenida a órganos diana, como el SNC, el corazón y la piel. El tropismo hacia estos órganos está determinado, en parte, por el serotipo infeccioso. (5)

Los enterovirus pueden lesionar una amplia variedad de órganos y sistemas como el SNC, el corazón, el hígado, los pulmones, el páncreas, los riñones, los músculos y la piel, debido a necrosis y a la respuesta inflamatoria. (5)

Manifestaciones Clinicas
- Fiebre de comienzo súbito puede llegar a 41C
- Sialorrea
- Faringitis
- Disfagia

- Lesiones características en pilares amigdalinos anteriores, el paladar duro, úvula, amígdalas en la pared faríngea posterior, superficies bucales posteriores, se observa vesículas y ulceras pequeñas de 1-2mm, que aumentan de tamaño durante 2 a 3 días hasta llegar a 3-4mm, y están rodeadas por anillos eritematosos de un diámetro de hasta 10mm. (6,7)
- El resto de la faringe tiene un aspecto normal o poco eritematoso
  - Cefalea y dolor de espalda en niños mayores y en el 25% de los casos vómitos y dolor abdominal.

Tema: Herpangina. Gráfico 1

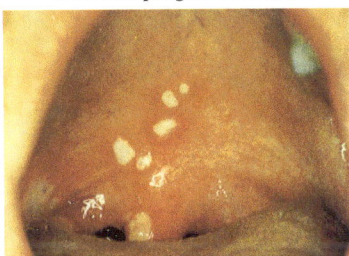

Evolución
Fiebre dura de 1-4 días y los síntomas se resuelven en 3-7 días.

Complicaciones
Una de las complicaciones más comunes puede ser la deshidratación (8)

Diagnostico
El diagnostico se basa en los síntomas y en Las lesiones bucales características. (9)

TRATAMIENTO
Los síntomas se tratan según sea necesario:
- Se puede tomar paracetamol o ibuprofeno para la fiebre o malestar general (8)

- Se puede aumentar la ingesta de líquidos especialmente de productos lácteos fríos. Hacer gárgaras con agua fría. Evitar comidas calientes y los cítricos. (8)
- Consumir una alimentación no irritante (Los productos lácteos fríos, incluidos el helado, muchas veces son la mejor opción durante una infección por herpangina. Los jugos de frutas son demasiado ácidos y suelen irritar las llagas de la boca). Evite comidas picantes, fritas y calientes. (10)
- Se puede utilizar anestésicos tópicos para la boca.

Prevención

El buen lavado de las manos puede prevenir la propagación del virus que lleven a que se presente esta infección. (8)

BIBLIOGRAFÍA

1. Abzug, M. J. (2013). Enteroviruis no polio. En B. F. Robert M. Kliegman, Nelson Tratado de Pediatria (págs. 1137, 1138, 1139, 1140, 1141, 1142). España: Elsevier.
2. Bascones Martinez A, V. M. (2006). Afectcion oral de las enfermedades comunes en la infacncia con caracter exantematico. . 163-170.
3. Briones, V. G.-P. (s.f.). Patologia Oral. AEPED.
4. Briseño, L. E. (2017). Herpangina: Un contagioso y molesto virus. Clinica Alemana.
5. health, S. C. (2020). Herpangina. Satndford Children`s health.
6. Leonhardt, L. V. (s.f.). Herpangina. Bee well pediatrics.
7. Neil k kaneshiro, D. Z. (2020). Herpangina. University of Florida Health.
8. Patricia, G. H. (2015). Herpangina en los bebes y niños . Guiainfantil.
9. Tango, D. (2017). Herpangina. Medline plus.
10. Tesini, B. L. (2018). Herpangina. Manual MSD version para profesionales.

CAPÍTULO 11

Neumonía

Autor: Dr. Andrés Francisco Jácome Sánchez

Definición
La Neumonía es la infección de tejido o parénquima pulmonar. Una vez que la infección se encuentra consolidada encontramos en los alveolos afectados microorganismos, fluidos y células inflamatorias por lo que estos tejidos dejan de funcionar adecuadamente (1). A la neumonía se la puede clasificar en adquirida en la comunidad (NAC) y nosocomial (NN) o vinculada a uso de respirador mecánico (NAV); sin embargo se han visto casos en los que en las neumonías adquiridas en la comunidad han encontrado microorganismos multidrogo resistentes. También se encuentra otra clasificación denominada neumonía asociada a la asistencia sanitaria (NAAS). (2)

Fisiopatología
Esta patología se produce por la invasión de patógenos en el tejido alveolar, posterior a lo que se produce una respuesta por parte del individuo afectado. Estos patógenos disponen de varias vías de acceso hasta el nivel alveolar entre los que se encuentran: la aspiración desde la orofaringe siendo la más común alcanzando hasta un 45% de las personas inmunocompetentes al momento de dormir, también por inhalación de microgotas afectadas con estos patógenos, ocurre también por difusión hematógena o por contagio de zonas adyacentes afectadas por estos microorganismo. (2,6)

La gravedad de la patología es directamente proporcional a la virulencia y carga patogénica que llega a las vías respiratorias inferiores, de igual manera en la reacción que tiene el hospedador misma que se acciona en tres niveles: barreras anatómicas (vibrisas, cornetes nasales, ramificaciones del árbol traqueobronquial, limpieza mucociliar, reflejo nauseoso, tos) estos mecanismos constituyen la primera línea de defensa, si estos son superados por los patógenos actúan la inmunidad humoral y celular (macrófagos alveolares, proteínas locales A y D de la sustancia tensioactiva). (2,6)

El síndrome clínico de la neumonía se activa cuando es superado el límite de los macrófagos para fagocitar o eliminar a los patógenos; una vez que se llega a este punto los macrófagos incentivan una respuesta inflamatoria con lo que refuerzan las defensas del parénquima pulmonar mediante la liberación de mediadores de la inflamación (IL1, TNF, IL-8, Factor estimulante de colonias de granulocitos), hace que se acerquen hasta el tejido afectado neutrófilos que junto a los macrófagos producen un escape por la membrana alveolocapilar produciendo una sobrecarga capilar; mismo que se identifica al examen físico como estertores, en las radiografías el infiltrado y además la hipoxemia presente. (2)

Clasificación

- **Neumonía adquirida en la comunidad (NAC):** Es la infección aguda del tejido pulmonar que se desarrolla en personas inmunológicamente competentes, que no están hospitalizadas, y que se presenta con tos acompañada de síntomas de dificultad respiratoria. (3)
- **Neumonía nosocomial o vinculada al respirador mecánico (NN - NAV):** La neumonía nosocomial es la infección aguda del tejido pulmonar considerada como una de las complicaciones más frecuentes de las personas hospitalizadas, producida luego de 72 horas de presentar este estado y que al ingresar en la casa de salud no presentaba algún síntoma relacionado con la patología o en durante el período de incubación de la enfermedad. Si la enfermedad se produce en pacientes sometidos a ventilación artificial se la considera como neumonía asociada a ventilación mecánica. (4)
- **Neumonía asociada a la atención de la salud (NAAS):** Es la infección que se adquiere en la comunidad en personas que presentan asistencia o contacto frecuente con algún tipo de servicio de salud. (4).

Neumonia Adquirida en la Comunidad
Epidemiología

Estudios epidemiológicos han demostrado que la incidencia de la patología se encuentra entre 2 a 10 casos por cada 1000 habitantes en el año. Además muestran que la patología afecta más al sexo masculino en edades avanzadas, sumándose varios factores de riesgo como el hábito alcohólico y tabáquico, desnutrición, desarrollo de enfermedad pulmonar obstructiva crónica y niveles de úrea sanguínea elevadas. (5) Los pacientes que son diagnosticados de NAC reciben el tratamiento ambulatoriamente, cabe recalcar que en estos pacientes la mortalidad oscila en cifras inferiores al 1%. (3) La incidencia de esta enfermedad aumenta conforme incrementan los grupos etarios, acompañados de otros factores como la temporada invernal. (5)

Etiología

De las personas que se diagnostican con neumonía en aproximadamente un 50 – 60% no se encuentra el germen patógeno responsable, ya que la mayoría de estudios se los lleva a cabo en pacientes hospitalizados, mientras que la mayoría de neumonías adquiridas en la comunidad solo se tratan de manera ambulatoria. (3)

Los agentes etiológicos más frecuentes se muestran en la tabla a continuación:

Frecuencia relativa de los microorganismos más importantes causantes de neumonía adquirida en la comunidad 7	Extrahospitalario	Hospitalario
Bacterias		
Streptococcus pneumoniae	+++	+++
Haemophilus influenzae	++	++
Legionella	+	+
Bacilos Gram negativos*	+/-	+
Staphylococcus aureus	+/-	+
Microorganismos "atípicos"		
Mycoplasma pneumoniae	+++	+
Chlamydophila pneumoniae	++	+
Virus*	++	+

*Incluyen enterobacterias (principalmente, Escherichia coli y Klebsiella pneumoniae) y Pseudomonas aeruginosa. **Los más frecuentes son: virus influenza A y virus influenza B, Adenovirus, virus respiratorio sincitial y parainfluenza. Fuente: Neumonías adquiridas en la comunidad

Variables que pueden influir en el espectro etiológico de la neumonía adquirida en la comunidad
Población
Edad
Inmunodepresión
Corticoide prolongada
Trasplante
Infección por VIH
Neutropenia
Comorbilidades
Enfermedad pulmonar obstructiva crónica (EPOC)
Neoplasia
Cardiopatía
Diabetes mellitus
Alcoholismo
Alteración del nivel de conciencia
Lugar geográfico
Gravedad (en función del lugar de tratamiento)
Leve (ambulatorio)
Moderada (hospitalización)
Grave (UCI)
Métodos microbiológicos
Interpretación de resultados microbiológicos

Fuente: Neumonías adquiridas en la comunidad

Manifestaciones Clínicas

La sintomatología de la neumonía adquirida en la comunidad varía entre ser leve hasta letal, dependiendo de varios factores como son la evolución, cantidad del inoculo y factores propios del hospedador. (2)

Siendo la sintomatología inespecífica entre lo más común encontramos: dolor torácico, alza térmica, tos (productiva en ocasiones expulsando esputo mucoso, purulento o hemoptoico), dificultad para respirar, lipotimia, dolor osteo muscular. Entre los signos clínicos va a depender del tamaño de la afección pulmonar y de la existencia o no de derrame pleural. (2,3)

Entre estos signos podemos encontrar taquipnea, uso de músculos accesorios a la observación; frémito a la palpación; matidez presente en la percusión resultado de consolidaciones o derrames y presencia de crepitantes, estertores, frote pleural y ruidos bronquiales a la auscultación. (2)

En el paciente adulto mayor la sintomatología tiene un curso diferente, en este puede encontrarse confusión, afebril y otras manifestaciones leves. (2,3)

Diagnóstico

El diagnostico de esta patología se lleva a cabo tanto clínicamente como mediante exámenes complementarios. Al momento de realizar un diagnóstico clínico cabe mencionar que la sensibilidad y especificidad se encuentran alrededor del 58 al 67% respectivamente, por lo que generalmente es necesario realizar exámenes complementarios para diferenciar la NAC de otras patologías. (2)

La radiografía de tórax es el examen complementario de referencia al momento de realizar el diagnostico de esta enfermedad; aunque existen guías de práctica clínica que no la recomiendan de rutina sino más bien cuando se produce una evolución desfavorable o existe inseguridad en el diagnóstico, en la misma se observan condensaciones focalizadas; mismas que nos llevan a la clasificación radiológica de esta patología en lobulares, intersticiales o bronconeumonías; nos ayuda a determinar la amplitud de la afectación, la evolución de la misma o si hay alguna otra complicación u enfermedad (derrame o cavitaciones). (3)

El diagnóstico microbiológico si bien es cierto no se lo realiza de rutina en los pacientes portadores de neumonía adquirida en la comunidad, tiene varias ventajas: epidemiológicas, detección de bacterias resistentes a fármacos y ayuda a dirigir su tratamiento; sin embargo este diagnóstico se realiza en ciertos pacientes sobre todo cuando encontremos: sospecha de un patógeno resistente a la antibioticoterapia empírica, tuberculosis, casos epidemiológicos activos (pandemias), sospecha de un patógeno no habitual, criterios de ingreso hospitalario. (3)

Pruebas para realizar un Diagnóstico Etiológico
Tinción de Gram y Cultivo de Esputo
Hemocultivos
Pruebas urinarias con antígenos
Reacción en Cadena de la Polimerasa
Métodos serológicos
Biomarcadores

Fuente: Elaboración propia

Los biomarcadores son sustancias que nos indican que existe un proceso inflamatorio activo, tanto la proteína C reactiva como la procalcitonina nos pueden ser de utilidad. Sin embargo no deben ser analizados solos; estos deben analizarse junto con el resto de hallazgos para que nos ayuden a tomar decisiones sobre el mejor tratamiento para el paciente. (7)

Evaluación de la gravedad y escalas pronosticas

La evaluación inicial y la estratificación en función de la gravedad es uno de los pasos claves en esta patología para lo que se han desarrollado sistemas de estratificación basadas en predicciones de mortalidad de cada paciente, para así definir el lugar de atención del mismo. (3) Entre estos sistemas de predicción se pueden utilizar dos criterios: el PSI (Índice de gravedad de la neumonía) mismo que nos ayuda a identificar los pacientes que tienen menos riesgo de fallecer y el CURB-65 que nos ayuda a identificar la gravedad de la enfermedad, sin embargo ninguno de los dos son precisos al momento de definir el ingreso a UCI. (2)

PSI	CURB-65
Clase 1 – 0,1%	C = Confusión
Clase 2 – 0,6%	U = Urea >7 mmol/L
Clase 3 – 2,8%	R = Frecuencia respiratoria ≥30/min
Clase 4 – 8.2%	B = Presión arterial, S: ≤90 mmHg O D: ≤60 mmHg
Clase 5 – 29.2%	≥65 anos
En pacientes de clase 1 y 2: tasas más bajas de hospitalización; los pacientes desde clase 3: se ingresan para observación y tratamiento	Se mide la mortalidad a los 30 días; con puntuación 0 – 1,5%, 2 – 9.2%, ≥3 – 22% (requieren UCI)

Fuente: Elaboración propia

En pacientes inmunodeprimidos la neumonía es una de las causas más frecuentes y peligrosas al momento de diagnosticarse, debido a que pueden presentarse varias patologías al mismo tiempo; por lo que tiene un manejo más agresivo, llegando a realizar exámenes complementarios invasivos teniendo como objetivo identificar el patógeno para un tratamiento específico lo más pronto posible. (8)

Tratamiento
Al iniciar la antibioticoterapia en una neumonía adquirida en la comunidad, esta se la realiza empíricamente ya que el patógeno es desconocido; por lo que se trata de cubrir en su espectro a todos los patógenos comunes. (2)

Tratamiento antibiótico empírico en la neumonía adquirida en la comunidad	
Tratamiento ambulatorio	Moxifoxacino o levofloxacino: 5 a 7 días Amoxicilina o amoxicilina/clavulánico o ceftidoren (7 días) + macrólidos (azitromicina 3-5 días o claritromicina 7 días) Vía Oral
Tratamiento cuando se precisa ingreso en una sala de hospitalización	Cefalosporinas de tercera generación (Cefotaxima o ceftriaxona) o amoxicilina-clavulanico + macrolido (azitromicina o claritromicina) Levofloxacino en monoterapia En todos los casos inicio del tratamiento por via intravenosa Levofloxacino puede iniciarse por via oral Duración: 7 – 10 días
Tratamiento cuando se precisa ingreso en la UCI	Cefalosporinas no antipseudomónica en dosis altas (ceftriaxona 2g/24h, Cefotaxima 2g/6-8h) por via intravenosa + macrólido (azitromicina 500 mg/día o claritromicina 500mg/12h) por vía intravenosa Alternativa: levofloxacino por via intravenosa (500mg/12h) en vez de macrólidos. Duración del tratamiento 7-14 días
Sospecha de aspiración	Amoxicilina-clavulánico por vía intravenosa (amoxicilina 2g/8h) 14 días p moxifloxacino, ertapenem o bien clindamicina
Sospecha de infección por *P. aeruginosa*	Piperacilina-tazobactam o cefepima o carbapenem (imipenem o merepenem) por vía intravenosa + ciprofloxacino por vía intravenosa (400mg/8h) o levofloxacino (500mg/12h) O bien ´+ aminoglucosidos en lugar de la quinolona: tobramicina por via intravenosa (6mg/kg/24h) o amicacina por via intravenosa (15 mg/kg/24h)

Fuente: Neumonías adquiridas en la comunidad

Dosis y vías de administración de antibióticos en la neumonía adquirida en la comunidad		
Fármaco	**Vía**	**Dosis**
Amikacina	Intravenosa	15mg/kg/24h
Amoxicilina/ácido clavulánico	Oral	875/125 mg/8h
Amoxicilina/ácido clavulánico	Oral	2000/135 mg/12h
Amoxicilina/ácido clavulánico	Intravenosa	1000 – 2000/200 mg/8h
Azitromicina	Oral-intravenosa	500 mg/4h
Cefepima	Intravenosa	2g/12h
Cefotaxima	Intravenosa	1-2 g/8h
Ceftriaxona	Intravenosa	1g/24h
Ciprofloxacino	Oral	500-750 mg/12h
Ciprofloxacino	Intravenosa	400 mg/8-12h
Claritromicina	Oral	1000 mg/24h
Claritromicina	Intravenosa	500 mg/12h
Clindamicina	Oral	300 mg/12h
Clindamicina	Intravenosa	600 mg/8h
Ertapenem	Intravenosa	1 g/24h
Imipenem	Intravenosa	1 g/8h
Levofloxacino	Oral	500 mg/24h (dosis inicial 1000 mg)
Levofloxacino	Intravenosa	500 mg/12h o 24h
Meropenem	Intravenosa	1 g/8h
Moxifloxacino	Oral	400 mg/24h
Piperacilin-tazobactam	Intravenosa	4-0,5 g/6-8h
Tobramicina	Intravenosa	6 mg/kg/24h

Fuente: Neumonías adquiridas en la comunidad

Evolución
Se ha visto que la estabilidad clínica de los pacientes se consigue en el cuerto día de hospitalizacipon en el 50% de los mismos, alcanzando los siguientes requisitos: temperatura ≤37,2°C, presión arterial ≥ 90 mmHg, SatO2 ≥ 90%, frecuencia respiratoria: ≤ 24 rpm y frecuencia cardiaca: ≤ 100 lpm; llegando a esta etapa el tratamiento puede cambiarse a vía oral, si tienen una evolución favorable cerca del 70% de los pacientes se encuentran sin sintomatología en 10 días y sin signos imagenológicos en 30 días en el 80-90% de los casos. (3)

Neumonia Nosocomial o Vinculada al Respirador Mecánico
Epidemiología
La mayor parte de neumonía nosocomial se desarrolla en la estancia hospitalaria corriente, llegando a producir de 3 a 10 casos por cada 1000 ingresos. En estudios realizados se ha demostrado en el 64% de pacientes afectados se realizó el diagnóstico en la estancia médica, mientras que el 36% en la estancia quirúrgica. Si tenemos pacientes recibiendo ventilación artificial estos riesgos de infección incrementan en 20 veces, y teniendo en cuenta el tiempo que el dispositivo permanece con el paciente. (4)

Factores de riesgo

Factor de Riesgo	Neumonía nosocomial	Neumonía asociada a ventilación
Edad	Si	
EPOC	Si	Si
Neoplasia	Si	
Tiempo de hospitalización	Si	Si
Gravedad	Si	Si
Inmunodepresión	Si	Si
Sonda nasogástrica	Si	Si
Cirugía torácica	Si	
Cirugía abdominal alta	Si	
Antibioterapia previa	Si	Si

Depresión del nivel de consciencia	Si	Si
Reintubación		Si
Paro cardiorrespiratorio		Si
Sedación		Si
Nutrición enteral		Si

Fuente: Neumonía nosocomial

Etiología

Las neumonías adquiridas en el hospital no es la misma para todos, si no que varía de acuerdo al hospital; sin embargo los microorganismos más comunes son las bacterias multidrogo resistentes. Entre los patógenos que se han encontrado en multiples estudios son: entre los grampositivos (Staphylococcus aureus resistente a meticilina, Staphylococcus aureus resistente a meticilina, Streptococcus pneumoniae, y Otros Streptococcus spp), en los gramnegativos (Pseudomonas aeruginosa, Acinetobacter baumannii, Enterobacteriaceae, Haemophilus influenzae), además de Legionella pneumophila y Aspergillus spp. (2,4)

Diagnóstico

Para llegar al diagnóstico de una neumonía nosocomial tomamos los siguientes signo: fiebre, leucocitosis, secreciones purulentas, aparición de un nuevo infiltrado en la Rx de Tórax o a su vez incremento de tamaño de los infiltrados ya existentes. (4)

Diagnóstico clínico
Pacientes SIN patología cardiaca o pulmonar: 1 Rx o TC tórax compatible Pacientes CON patología cardiaca o pulmonar previa: ≥ 2 Rx o TC tórax compatible + 1 de: 　-Fiebre >38°C sin otro origen, o 　-Leucopenia (<4000 mm³) o leucocitosis (>12000/mm³) + 1 de (2 st N4 o N5) 　　-Esputo purulento o cambio en las características del esputo 　　-Tos o disnea o taquipnea 　　-Auscultación sugestiva: crepitantes, roncus, sibilancias 　　-Deterioro del intercambio gaseoso
Diagnostico etiológico

N1. Muestra mínimamente contaminada:
-Lavado broncoalveolar $\geq 10^4$ UFC/ml o $\geq 5\%$ células con bacterias intracelulares
-Cepillo protegido $\geq 10^3$ UFC/ml
-Aspirado distal protegido $\geq 10^3$ UFC/ml
N2. Muestra posiblemente contaminada:
-Aspirado endotraqueal $\geq 10^6$ UFC/ml
N3. Métodos microbiológicos alternativos:
-Hemocultivo positivo no relacionado con otro foco de infección
-Crecimiento patógeno en cultivo de líquido pleural
-Punción aspirativa positiva pleural o de absceso pulmonar
-Evidencia de neumonía en examen histológico pulmonar
-Diagnóstico positivo de neumonía por virus o microorganismos particulares (*Legionella, Aspergillus, micobacteria, micoplasma, Pneumocystis jiroveci*)
•Deteccion positiva de antígeno viral o anticuerpos a partir de secreciones respiratorias
•Examen directo positivo o cultivo positivo de secreciones bronquiales o tejido
•Seroconversión (como virus influenza, *Legionella, Chlamydia*)
•Detección de antígenos en orina (*Legionella* o neumococo)
N4. Cultivo positivo de esputo o no cuantitativo de muestra de tracto respiratorio
N5. Sin microbiología positiva

Fuente: Neumonia nosocomial

Tratamiento

Para el tratamiento de la nuemonía nosocomial producida por Pseudomona aeruginosa y/o Staphylococcus aureus meticilino resistente tenemos los siguientes fármacos y dosis; siempre y cuando el clearance de creatinina sea ≥ 50 ml/min. (9)

Evaluación clínica de riesgo y severidad	Antibióticos Recomendados
Hemodinámicamente estable, bajo riesgo de patógenos multidrogo resistente	Cualquier agente anti pseudomonas (Excepto aminoglusidos intravenosos)
Hemodinámicamente inestable o con alto riesgo de patógenos multidrogo resistentes	Ceftolozano - tazobactam: 1.5 gr IV/8h Ceftazidina – avibactam: 2.5 gr IV/8h Piperacilina – tazobactam: 4.5 gr IV/6h Ceftazidina: 2 gr IV/12h u 8h Cefepime: 2 gr IV/12h u 8h Imipenem/Cilastatina sódica: 500 mg IV/6h o 1gr/8h Meropenem: 1-2 gr IV/8h Cefoperazona – sulbactam: 4 gr IV/12h + (algún agente no betalactámico de los siguientes) Ciprofloxacina: 400 mg IV/8h o Levofloxacino: 750 mg QD

Alto riesgo de neumonía por MRSA	Vancomicina: 25-30 mg/kg de carga, luego 15 mg/kg IV/12h o Teicoplanin: 12 mg/kg/12h por 3 dosis (carga), luego 6-12 mg/kg IV QD o Linezolid: 600 mg IV/12h

Fuente: Epidemiology, Treatment and Prevention of Nosocomial Bacterial Pneumonia

Ineficacia Terapéutica

La ineficacia terapéutica se produce por lo general cuando hablamos de patógenos multidrogo resistentes; además se habla de un 40% de fracaso en el tratamiento en presencia de Staphylococcus aureus meticilino resistente tratada con vancomicina; mientras que con Pseudomonas este índice de fracaso llega hasta un 50% con cualquier fármaco; antes de hablar de una ineficacia debemos tener en cuenta: infecciones sobreañadidas, extra pulmonares y reacciones adversas de los fármacos. (2)

Complicaciones

La complicación más importante de la neumonía vinculada al respirador mecánico es la prolongación de la necesidad del soporte ventilatorio y como consecuencia directa más tiempo en UCI; algunas neumonías producidas por Pseudomonas pueden ocasionar necrosis que da como resultado hemorragia pulmonar, además de secuelas como bronquiectasias y cicatrices que predisponen a neumonías a repetición. Además la neumonía asociada a ventilador puede producir pérdida de la masa muscular lo que lleva a una rehabilitación larga, sin embargo en ancianos muchas veces no existe la recuperación, perdiendo sus funciones básicas. El fallecimiento del paciente es otra complicación presente en la neumonía vinculada al respirador mecánico. (2)

Prevención

Con el paso de los años se han desarrollado maneras de prevenir esta patología entre las que encontramos (4):
- Disminuir los patógenos colonizadores de la orofaringe con lo que disminuye el inóculo por aspiración, sobre todo en las neumonías asociadas a ventilador mecánico.

- Reducir la propagación cruzada de patógenos sea esta de paciente a paciente como de cuidadores de la salud a paciente.
- Las medidas de barrea y el lavado de manos tiene gran importancia en la reducción de los episodios de neumonía.
- Que la alimentación sea con cama incorporada, logrando evitar así la aspiración.
- Promoviendo en los pacientes luego de una cirugía la rehabilitación respiratoria.

Neumonía Asociada a la Atención de la Salud
Esta clasificación nace en la actualización 2005 de las guías de práctica sobre neumonías de la Sociedad Torácica Americana y la Sociedad Americana de Enfermedades Infecciosas, el propósito de la misma es identificar a los pacientes que acuden con neumonía adquirida en la comunidad pero que tienen un contacto estrecho con los servicios de salud, por lo que son más susceptibles a presentar patógenos resistentes. (10)

Entre las personas más susceptibles a este tipo de infección están los portadores de enfermedades crónicas no transmisibles, en edad avanzada ya que estos presentan comorbilidades y mayor incidencia de broncoaspiracion; entre los estudios que se han realizado de estos pacientes los cultivos demuestran que el patógeno más común aislado fue el Staphylococcus aureus meticilino resistente. (2,10)

BIBLIOGRAFÍA

1. National Institute for Health and Care Excellence. Pneumonia in adults: diagnosis and management. Clinical guideline. [Publicación periódica en línea] 2014. [Citado: 2020 enero 21]; [19 pp.] Disponible en: https://www.nice.org.uk/guidance/cg191
2. Mandell LA, Wunderink RG. Neumonía. En: Kasper D, Hauser S, Fauci A, Longo D, Loscalzo J, Jameson J (eds) Harrison: Principios de Medicina Interna. 19ª ed. México, DF: McGraw-Hill; 2016. pp. 803-813
3. Resano P. Neumonías adquiridas en la comunidad. Enfermedades respiratorias (II) Patología infecciosa respiratoria [Publicación periódica en línea] 2018 Octubre [Citado: 2020 enero 21]; (12/64): [11 pp.]. Disponible en: https://www.medicineonline.es/es-neumonias-adquiridas-comunidad-articulo-S0304541218302294?referer=buscador
4. Díaz E, Martín-Loeches I, Vallés J. Neumonía nosocomial. Enfermedades Infecciosas y Microbiología Clínica [Publicación periódica en línea] 2013 Julio [Citado: 2020 enero 22]; (10/31): [6 pp.]. Disponible en: https://seimc.org/contenidos/documentoscientificos/eimc/seimc_eimc_v31n10p692a698.pdf
5. Amirall J, Bolíbar I, Vidal J, Sauca G, Coll P, Niklassor B, Bartolomé M, Balanzó X. Epidemiology of community-acquired pneumonia in adults: a population-based study. European Respiratory Journal. [Publicación periódica en línea] 2000 [Citado: 2020 enero 22]; (15): [6 pp.]. Disponible en: https://erj.ersjournals.com/content/15/4/757.long
6. Bravo L, Sánchez S. Neumonías nosocomiales y asociadas a ventilación mecánica invasiva. Enfermedades respiratorias (II) Patología infecciosa respiratoria [Publicación periódica en línea] 2018 Octubre [Citado: 2020 enero 22]; (12/64): [6 pp.]. Disponible en: https://www.medicineonline.es/es-neumonias-nosocomiales-asociadas-ventilacion-mecanica-articulo-S0304541218302300
7. Savvateeva E, Rubina A, Gyadunov D. Biomarkers of Community-Acquired Pneumonia: A Key to Disease Diagnosis and Management. Hindawi. [Publicación periódica en línea] 2019 [Citado: 2020 enero 23]; (2019): [20 pp.]. Disponible en: https://www.hindawi.com/journals/bmri/2019/1701276/
8. Girón J, Pérez S, Girón J. Diagnóstico y tratamiento empírico de la neumonía adquirida en la comunidad en situaciones especiales: pacientes inmunocomprometidos sin infección por el VIH y ancianos. Protocolos de Práctica Asistencial [Publicación periódica en línea] 2018 Abril [Citado: 2020 enero 23]; (12/53): [5 pp.]. Disponible en: https://www.medicineonline.es/es-diagnostico-tratamiento-empirico-neumonia-adquirida-articulo-S0304541218300830
9. Jean S, Chang Y, Lin W, Lee W, Hsueh P, Hsu C. Epidemiology, Treatment, and Prevention of Nosocomial Bacterial Pneumonia. Journal of Clinical Medicine. [Publicación periódica en línea] 2020 [Citado: 2020 enero 23]; (9): [21 pp.]. Disponible en: https://www.mdpi.com/2077-0383/9/1/275
10. Torres O, Gil E, Pérez E, Pacho C, Mateo M, Casademont J, Ruiz D. Predictores de patógenos resistentes en las neumonías procedentes de la comunidad: ¿es útil en urgencias el concepto de neumonía asociada a cuidados sanitarios?. Emergencias. [Publicación periódica en línea] 2017 [Citado: 2020 enero 23]; (29): [6 pp.]. Disponible en: http://emergencias.portalsemes.org/numeros-anteriores/volumen-29/numero-5/predictores-de-patgenos-resistentes-en-las-neumonas-procedentes-de-la-comunidad-es-til-en-urgencias-el-concepto-de-neumona-asociada-a-cuidados-sanitarios/

CAPÍTULO 12

Infecciones de Piel y Tejidos Blandos
Dr. Alexis J. Haro P.

Definición y Clasificación

Las infecciones de piel y tejidos blandos (IPTB), manifiestan una variedad heterogénea de trastornos que dependen de variables como son la localización anatómica, tipo de germen, profundidad de la extensión (epidermis, dermis, tejido celular subcutáneo, musculo), tasa de progresión y curso evolutivo. (1) Ver Figura 1.

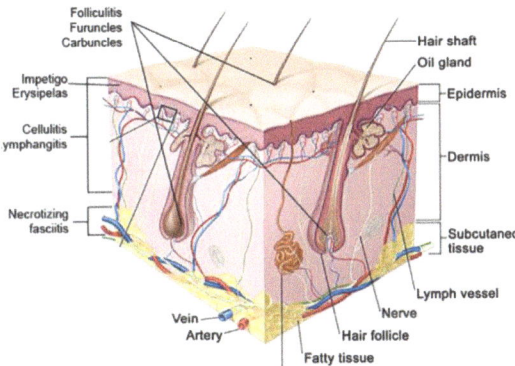

Figura 1. Estructura de la piel. Tomado de: Chahine BEB, Pharm D, Aq-id B, Sucher AJ, Pharm D, Frei CR, et al. PSAP 2015 • Infectious Diseases I 5 Skin and Soft Tissue Infections Learning Objectives [Internet]. 2015 [cited 2020 Jan 15]. p. 5–26. Available from: https://www.accp.com/docs/bookstore/psap/2015B1.SampleChapter.pdf

Varias clasificaciones han sido diseñadas con el objetivo de facilitar el diagnóstico y tratamiento de las mismas, pero ninguna es aceptada universalmente todavía. En 2014 la Sociedad Americana de Enfermedades Infecciosas (IDSA por sus siglas en inglés) publica nuevas directrices para el diagnóstico y tratamiento de las IPTB, clasificándolas en 3 grupos: Extensión: (i) Infecciones no complicadas, típicamente superficiales; Infecciones complicadas usualmente con un componente profundo, (ii)Tasa de progresión: Infecciones de heridas agudas y crónicas; (iii) Tejido

Necrótico: Infecciones necrotizantes y no necrotizantes.(2)

Las infecciones del sitio quirúrgico representa un capítulo aparte dentro de las infecciones de tejidos blandos (3), por lo cual no serán desarrollas en esta revisión.

Recientemente la Food and Drug Administration (FDA), introdujo una nueva definición, "Infecciones bacterianas agudas de la piel y de sus estructuras". (ABSSSI por sus siglas en inglés)(1), Generalmente clasificada en dos grupos: Infecciones purulentas (forúnculo, carbunco, abscesos) infecciones no purulentas (erisipela, celulitis, fascitis necrosante); con el objetivo de propiciar el uso racional de antibióticos en estas entidades clínicas.(4) Como complemento a la clasificación un (ABSSSI) se define como una infección bacteriana de la piel con una superficie mínima de 75 cm2 .(2) y que además se presenta con la tétrada de eritema, sensibilidad, edema y calor como signos locales de infección.(5)

En la Figura 1. Se presenta la clasificación para IPTB, realizada por la IDSA en relación al tejido necrótico y la clasificación realizada por la FDA.

Esta revisión se orientará a describir las variantes más frecuentes en la práctica clínica, como son: Impétigo, Erisipela, Celulitis, Absceso Cutáneo, Fascitis Necrotizante, Piomiositis y Mionecrosis.

Tabla 1. Clasificación de las infecciones de piel y tejidos blandos.

Clasificación IDSA[1]		Clasificación FDA[2] ABSSSI[a]	
Infecciones No Necrotizantes	Infecciones Necrotizantes	No purulenta	Purulenta
Impétigo Forúnculo y Carbunco Mordidas de animales y humanos. Ulceras de presión Infectadas	Piomiositis Fascitis Necrotizante Gangrena de Fournier Mionecrosis	Erisipela Celulitis Infección necrosante	Forúnculo Carbunco Absceso

1. Infectious Diseases Society of America
2. Food and Drug Administration
a. Infecciones bacterianas agudas de la piel y de sus estructuras.
Adaptado por: Md. Alexis Haro

Epidemiología
La verdadera prevalencia de las infecciones bacterianas agudas de la piel y sus estructuras (ABSSSI) no es muy bien conocida, debido a que la mayoría de las entidades clínicas son leves y autolimitadas, motivo por el cual los pacientes no acuden por atención médica.(4)

Las infecciones bacterianas agudas de la piel y de sus estructuras (ABSSSI), conforman las infecciones con mayor frecuencia alrededor del mundo.(5)

Patógenos como: Staphylococcus aureus (SA) y Streptococcus pyogenes (beta hemolítico del grupo A) (EBH) son los gérmenes que con mayor frecuencia determinan las infecciones de piel y partes blandas.(6)

La aparición del S. aureus meticilino resistente (SARM) en el año 1960 como un patógeno hospitalario debido al uso indiscriminado de penicilina y meticilina, se ha convertido en un patógeno endémico resistente a múltiples fármacos en hospitales de todo el mundo. (7)

SARM-AC (S. aureus meticilino resistente adquirido en la comunidad) tiene una especial propensión para producir infecciones supurativas de piel y tejidos blandos (90%) la mayoría leves, pero muchos de autores coinciden en que la necrosis es mayor que en las producidas por SASM (S. aureus meticilino sensible).(8)

Microbiología
Los microorganismos causantes de infecciones de piel y tejidos blandos (IPTB), provienen principalmente del ambiente, de la microbiota corporal, y de las mucosas. (9)

Siendo frecuentemente implicados los patógenos: S. aureus y S. pyogenes, por tanto hacia ellos debe dirigirse la antibioticoterapia empírica.(10)

Aunque es posible que estén en menor proporción estreptococos del grupo B, C y G. Otros agentes importantes, aunque considerablemente menos frecuentes, son Enterococcus spp., Bacillus anthracis, bacilos gram negativos como enterobacterias y Pseudomonas aeruginosa; y anaerobios como Bacteroides spp, Peptostreptococcus spp, y Clostridium spp.(9)

La presencia o ausencia de pus se puede usar para alertar al médico de la probabilidad de que una infección sea estafilocócica (purulenta) o estreptocócica (no purulenta). (11)

La mayoría de infecciones faciales son atribuidas a bacterias b-hemolíticas del grupo A. (S. pyogenes,) mientras que en mayor porcentaje las infecciones en extremidades inferiores son ocasionadas por bacterias no b-hemolíticas del grupo A. Los abscesos de piel son típicamente polimicrobianos, contienen bacterias propias de la flora normal de la piel, aunque en los últimos años ha ido cambiando gradualmente la microbiología, incrementando las infecciones por S. aureus.(12)

S. aureus es el germen que en los últimos años ha causado gran impacto debido al aumento de infecciones ocasionadas por cepas resistentes a meticilina, tanto asociado al cuidado de la salud (SAMR-AH) como a la comunidad (SAMR-AC). Este último catalogado por varios estudios como el principal responsable de IPTB, ocasionando hasta el 59 % de los casos en la comunidad y en el hospital, mientras que S. aureus sensible se mantiene, pero en baja frecuencia.(9)

En la tabla 2 se describen los patógenos frecuentemente involucrados en las IPTB.

Tabla 2. Patógeno de acuerdo al tipo de infección de piel y tejidos blandos	
Tipo de IPTB	**Patógeno más común**
Impétigo	Staphylococcus aureus; GABHS[1]
Erisipela	Streptococcus spp.
Celulitis	S. aureus; GABHS[1]; S.aureus.
Absceso Cutáneo	SAMR[2]; Streptococcus spp; anaerobios
Fascitis Necrotizante	S. aureus; GABHS[1]; Polimicrobiano
Piomiositis	S. aureus-SAMR[2] (90%); S. pyogenes; S. pneumoniae; Enterobacterias
Mionecrosis	Clostridium perfringens

1. GABHS: Streptococcus b-hemolítico del grupo A
2. SAMR: S. aureus Meticilino Resistente
Adaptado por: Md. Alexis Haro

Patogénesis

La piel sin solución de continuidad, provee de protección del medio externo, siendo una de sus funciones ser una barrera física y siendo soporte de la flora normal, misma que evita el sobrecrecimiento de patógenos potencialmente lesivos. La IPTB primaria ocurre cuando los microorganismos invaden a través de la piel intacta, mientras que la IPTB secundaria ocurre cuando existe un trauma o enfermedad subyacente. En ambos casos los microorganismos causa un daño de los tejidos circundantes, lo que conduce a una respuesta inflamatoria representada por edema, calor, eritema y sensibilidad o dolor.(4)

La invasión de los patógenos está relacionada con la virulencia de los mismos, más factores de riesgos presentes en el individuo que permiten la invasión de la piel.

En la Tabla 3 se presentan los principales factores de riesgo para infecciones de piel y tejidos blandos.

Tabla 3. Factores de riesgo para IPTB
Perdida de integridad de la piel. (Trauma, picaduras, incisiones, etc)
Sobrecrecimiento bacteriano.
Isquemia de la Piel
Mala higiene
Humedad excesiva de la piel
Inmunosupresión
Diabetes
Uso de drogas subcutáneas e intravenosas

Adaptado por: Md. Alexis Haro

Infecciones por S. aureus meticilino resistente (SARM) es caracterizada por licuefacción del tejido infectado y formación de abscesos, resultando en un incremento de la tensión tisular causando isquemia y necrosis del tejido subyacente. La diseminación linfática y hematógena causa septicemia con diseminación haca otros órganos (p. Ej., Pulmón, hueso, válvulas cardíacas). Las infecciones de las extremidades inferiores en pacientes diabéticos, las infecciones graves adquiridas en el hospital, las infecciones necrotizantes y las infecciones de la cabeza y las manos presentan mayores riesgos de mortalidad y discapacidad funcional.(13)

Entidades clínicas específicas
Impétigo

El impétigo en la infección más superficial de la piel, que generalmente afecta a niños menores de 5 años, pero puede presentarse en cualquier momento de la vida. Existen en general dos tipos de impétigo: bulloso (IB) por presencia de lesiones vesiculares-bullosas, y no bulloso (INB). La forma más común de presentación del impétigo es el INB (70% de los casos), que es causado principalmente por S. aureus o Streptococcus pyogenes, y generalmente se puede observar en extremidades y rostro.(9)

Cuadro Clínico

El impétigo estreptocócico comienza como pequeñas vesículas en las áreas expuestas, a veces con halos inflamatorios estrechos, que rápidamente forman pústulas y se rompen con facilidad. La secreción purulenta se seca y forma las características costras amarillentas gruesas y pegajosas (Característica del impétigo no bulloso). El prurito es habitual y el rascado de las lesiones puede extender la infección. En ocasiones, surgen grandes costras por la coalescencia de pústulas menores. Las lesiones permanecen a nivel superficial y no se ulceran ni infiltran la dermis; la presencia de pequeñas adenopatías regionales es habitual. La curación suele producirse sin cicatrices. Las lesiones son indoloras y los síntomas constitucionales son mínimos.(14) Favor ver Figura 2.

Diagnóstico

El diagnóstico del impétigo es clínico y las decisiones de tratamiento rara vez pueden basarse en los resultados de hisopados o tinciones.

Tratamiento

Impétigo bulloso y no bulloso puede ser tratado con antibióticos tópicos u orales.(5)

La terapia oral para impétigo debe ser durante 7 días, cuando se sospechada o es confirmada la infección por (MRSA) es recomendada doxiciclina, clindamicina. (5)

La terapia oral está recomendada para paciente con múltiples lesiones (más de 5), o en brotes epidémicos de glomerulonefrits (GMN) postestreptocócica para disminuir la transmisión de la enfermedad.(9)

El Tratamiento de impétigo bulloso y no bulloso debe ser manejado con mupirocina, retapamulina, ácido fusídico dos veces al día por 5 días.(15)

Antibiótico terapia y dosificación, Favor referir a Tabla 4.

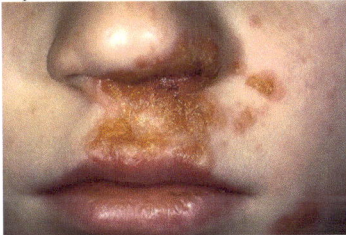

Figura 2. Impétigo (Lesiones Meliséricas). Tomado de: Dermatologos y Asociados [Internet]. 2020. Available from: https://www.dermatologosyasociados.com/dermatologia-clinica/infecciones-de-piel-impetigo/

Tabla 4. Opciones terapéuticas para el tratamiento de impétigo.

Tópico	Oral
Mupirocina 2% cada 12 h por 5 días	Dicloxacilina 500 mg cada 6h por 7 días
Ácido Fusídico 2% cada 12 h por 5 días	Cefalexina 500 mg cada 6 h por 7 días
Retapamulina 1% cada 12 horas por 5 días	Eritromicina 500 mg cada 6h por 7 días
	Clindamicina (300-400) mg cada 6 h por 7 días
	Amoxicilina-Clavulanato (875/125) mg cada 12h por 7 días

Adaptado por: Md. Alexis Haro. Fuente: Valderrama-Beltrán S, Cortés JA, Caro MA, Cely-Andrade L, Osorio-Pinzón JV, Gualtero SM, et al. Clinical practice guidelines for the diagnosis and management of skin and soft tissue infections in Colombia. Infectio [Internet]. 2019;23(4):318–46. Available from: http://www.scielo.org.co/pdf/inf/v23n4/0123-9392-inf-23-04-00318.pdf

Erisipela

La erisipela en una infección aguda de la piel de origen bacteriano que compromete la dermis superficial con marcado compromiso de los vasos linfáticos subyacentes, siendo en algunos casos rápidamente progresiva. Suele describírsela en conjunto a la celulitis dado que comparten algunas características y que el tratamiento antibiótico es similar en ambas, aunque existe consenso en tratarlas como entidades distintas.(16)

Cuadro Clínico

Sus lesiones tienen una apariencia indurada "en piel de naranja", eritematosas, elevadas, de bordes bien definidos, acompañadas de dolor, calor y piel circundante sana, con compromiso linfático. Se localizan predominantemente en extremidades y región facial. Anatómicamente, las lesiones se extienden desde la epidermis a la dermis superior. En su fase resolutiva desencadena una lesión descamativa residual.(1)

Las puertas de entrada pueden ser úlceras cutáneas, traumatismos o abrasiones locales, lesiones psoriásicas o eczematosas o micosis, pero la piel de la zona afectada suele tener un aspecto macroscópico intacto.(14)

Diagnóstico

El diagnóstico de erisipela es clínico.

Se recomienda la realización de hemocultivos, aspirados, o biopsia de piel para diagnóstico de erisipela o celulitis, en pacientes que se encuentren en quimioterapia activa, tengan neutropenia, inmunodeficiencia celular severa, o por interés epidemiológico.(9) Favor ver Figura 3.

Tratamiento

Los antibióticos recomendados para el manejo oral de erisipela de primera línea son cefalexina, como alternativa clindamicina, amoxicilina / clavulanato, Trimetoprimsulfa-metoxazole.(9).

Los antibióticos recomendados para el manejo intravenoso de erisipela o celulitis son la oxacilina, cefazolina, ampicilina sulbactam o clindamicina, y como alternativa amoxicilina/clavulanato. (9)

Se recomienda una duración de 5 días para la terapia antimicrobiana, pudiéndose alargar los días de tratamiento si no existe mejoría en ese periodo. (15)

Otras recomendaciones: La elevación de área afectada y el manejo de factores predisponentes como el edema, o alteraciones dermatológicas subyacentes están recomendados. (9)

Antibiótico terapia y dosificación, Favor referir a Tabla 5.

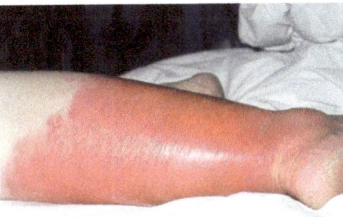

Figura 3. Erisipela. Tomado de: MD SAUDE [Internet]. 2020. Available from: https://www.mdsaude.com/es/dermatologia-es/erisipela-y-celulitis//

Celulitis
Es una infección aguda progresiva de la piel, que se extiende más en profundidad que la erisipela y afecta a los tejidos subcutáneos. Los estreptococos del grupo A o S. aureus son los agentes etiológicos más frecuentes. (9)

Existen formas habituales y complicadas de celulitis, según su ubicación, extensión y compromiso sistémico. En sus formas habituales, la celulitis se manifiesta más frecuentemente en la cara en los niños, mientras que en los adultos, la celulitis en más frecuente en los miembros inferiores, seguido de sitios como miembros superiores, cabeza, tronco y abdomen. (17)

Un traumatismo previo (laceración, abrasión, herida punzante), con frecuencia leve (al afeitarse o durante la práctica deportiva) o una lesión subyacente de la piel (forúnculo, úlcera) predispone al desarrollo de una celulitis. En ocasiones, la celulitis secundaria se debe a la diseminación hematógena de una infección a la piel y los tejidos subcutáneos; en raras ocasiones, se debe a la diseminación directa de infecciones subyacentes (abscesos subcutáneos, fístulas de osteomielitis). (14)

Cuadro Clínico

Unos días después del traumatismo inicial, aparecen hipersensibilidad local, dolor y eritema, que se intensifican con rapidez. El paciente presenta malestar general, fiebre y escalofríos. El área afectada suele ser extensa y la lesión está muy enrojecida, caliente e inflamada. A diferencia de la erisipela, los bordes de una zona de celulitis no se encuentran elevados y bien definidos; se puede producir una afectación parcheada con zonas respetadas. Las adenopatías regionales son comunes y puede haber bacteriemia. (14) Favor ver Figura 4.

Diagnóstico

El diagnóstico de celulitis es clínico.
La punción-aspiración de las celulitis con aguja es positiva en el 20-30% de los casos. Si bien no está indicada en forma rutinaria, se recomienda realizarla en pacientes inmunodeprimidos y en formas de presentación atípicas. (15)

Tratamiento

Debido a que los principales agentes etiológicos de la erisipela y celulitis son el estreptococo b hemolítico del grupo A y S. aureus, este último especialmente meticilino sensible, la prescripción de antibióticos que cubran estos microorganismos es recomendable. (9)
Antibiótico terapia y dosificación, Favor referir a Tabla 5.

Otras recomendaciones: Elevación del miembro afectado. Por cuestiones de gravedad, ayuda al drenaje del edema y de las sustancias de la inflamación. Hidratación de la piel. Tratar las condiciones subyacentes, por ejemplo, micosis (tinea pedis), linfedema, insuficiencia venosa crónica. Los pacientes con presencia de edema pueden beneficiarse con vendaje compresivo y con diuréticos. (9)

Tabla 5. Opciones terapéuticas para el tratamiento de Erisipela (1) y Celulitis (2).

Oral	Parenteral
Cefalexina 500 mg cada 6 h por 5-7 días	Penicilina G 150.000 U/Kg/día cada 6 horas
Clindamicina[a] (300-400) mg cada 6 h por 5-7 días	Ampicilina-sulbactam 1,5g cada 6 horas o 100-150mg/Kg/día cada 6 horas.
Amoxicilina-Clavulanato (875/125) mg cada 12h por 5-7 días	Cefalotina 1g cada 4-6 horas o 100-150 mg/Kg /día cada 6 horas.
Dicloxacilina 500 mg cada 6h por 5-7 días	Oxacilina 2 g cada 4 horas
Trimetoprim/sulfametozaxol (160/800) mg cada 12 h por 5 -7 días	Cefazolina 1-2g cada 8-12 horas o 100-150 mg/Kg/día cada 8 horas

Adaptado por: Md. Alexis Haro
1: En Erisipela se recomienda 5 días de tratamiento antibiótico vía oral.
2: En Celulitis se recomienda de 7 a 10 días de tratamiento antibiótico vía oral.
a. Usar en caso de alergia a penicilinas.
Fuente: Valderrama-Beltrán S, Cortés JA, Caro MA, Cely-Andrade L, Osorio-Pinzón JV, Gualtero SM, et al. Clinical practice guidelines for the diagnosis and management of skin and soft tissue infections in Colombia. Infectio [Internet]. 2019;23(4):318–46. Available from: http://www.scielo.org.co/pdf/inf/v23n4/0123-9392-inf-23-04-00318.pdf

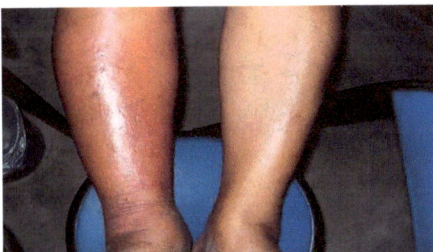

Figura 4. Celulitis
Tomado de: Celulitis [Internet]. 2020. Available from: https://comoeliminarlacelulitis10.com/celulitis-infecciosa/

Absceso Cutáneo
Los Abscesos Cutáneos son colecciones purulentas localizadas en la dermis y tejido celular subcutáneo.

Cuadro Clínico
Se evidencian como lesiones eritematosas, sensibles, induradas, renitentes y elevadas dependiendo del volumen de su contenido. Se presentan como lesiones únicas o múltiples localizadas en cualquier parte de la piel.
Los Abscesos Cutáneos son tipachemente bien circunscritos y típicamente responden bien a la incisión y el drenaje con terapia antibiótica adyuvante. (3) Favor ver Figura 5.

Diagnóstico
El diagnóstico de absceso cutáneo es clínico.
La tinción gran y cultivo de pus en abscesos es recomendable, pero la ausencia de los mismos no debe retrasar el tratamiento. (15)

Tratamiento
Se recomienda incisión y drenaje. La administración de antibióticos como complemento a los procedimientos descritos debe hacerse basándose en la presencia o ausencia de respuesta inflamatoria sistémica (SIRS) como son: temperatura >38°C o <36°C, taquipnea >24 respiraciones por minuto, taquicardia >90 latidos por minuto, leucocitos >12 000 o <4000 celulas/ul. (15)Por lo cual si no existe tales signos no es necesario administrar antibioticoterapia.

Para pacientes con IPTB purulenta (Incluye a los abscesos) asociada a signos de respuesta inflamatoria sistémica, inmunosupresión, absceso de más de cinco centímetros, absceso con celulitis extensa, o recurrente al manejo con incisión y drenaje, se recomienda el inicio de antibiótico oral contra SAMR en adición a la incisión y drenaje. Previa toma de muestra para cultivo y sensibilidad. (9)

Antibiótico terapia y dosificación, Favor referir a Tabla 6.

Enfermedades Infecciosas

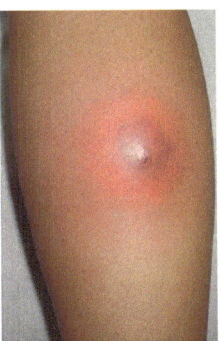

Figura 5. Absceso Cutáneo. Tomado de: Enfermedades Infecciosas y Microbiología Clínica [Internet]. 2020. Available from: https://www.elsevier.es/es-revista-enfermedades-infecciosas-microbiologia-clinica-28-pdf-S0213005X11003752

Tabla 6. Opciones terapéuticas para el tratamiento empírico de Absceso Cutáneo.

Oral	Parenteral
Clindamicina (300-400) mg cada 6 h por 5-7 días	Vancomicina 15-20 g/Kg/ dosis cada 12 horas
Doxiciclina 100 mg cada 12 h por 5-7 días	Linezolid 600 mg cada 12 horas
Linezolid 600 mg cada 12 h por 5-7 días	Daptomicina 6-10 mg/Kg/ día cada 24 horas
Trimetoprim/sulfametozaxol (160/800) mg cada 12 h por 5 -7 días	Clindamicina (600-900) mg cada 8 horas

Adaptado por: Md. Alexis Haro
Fuente: Valderrama-Beltrán S, Cortés JA, Caro MA, Cely-Andrade L, Osorio-Pinzón JV, Gualtero SM, et al. Clinical practice guidelines for the diagnosis and management of skin and soft tissue infections in Colombia. Infectio [Internet]. 2019;23(4):318–46. Available from: http://www.scielo.org.co/pdf/inf/v23n4/0123-9392-inf-23-04-00318.pdf

Fascitis Necrosante

La fascitis necrosante es una infección grave infrecuente, que afecta a los tejidos blandos subcutáneos, sobre todo a la fascia superficial (y a menudo a la profunda). Suele ser un proceso agudo, pero en raras ocasiones sigue un curso subagudo progresivo. La fascitis necrosante puede afectar a cualquier parte del cuerpo, pero es más frecuente en las extremidades, sobre todo en las piernas. Otros lugares predilectos son la pared abdominal, las áreas perianales e inguinales y las heridas posquirúrgicas. La puerta de entrada suele ser una zona de traumatismo (p. ej., laceración, abrasión, quemaduras), una laparotomía llevada a cabo en presencia de contaminación peritoneal (p. ej., traumatismo abdominal penetrante o perforación de una víscera u otro procedimiento quirúrgico (p. ej., hemorroidectomía, vasectomía), un absceso perirrectal, una úlcera de decúbito o una perforación intestinal. Esta última puede ser secundaria a una diverticulitis oculta.(14)

Cuadro Clínico

El diagnóstico temprano de la fascitis necrosante es a menudo difícil y de suma importancia para el pronóstico, muchas veces es confundida con una infección leve como la celulitis. (18).

Ferrer et al. (18) describen tres estadios evolutivos en la enfermedad.

1. Estadio temprano: la enfermedad es clínicamente indistinguible entre una infección severa de tejidos blandos y una celulitis o erisipela, ya que se manifiesta dolor en el sitio de trauma menor, tumefacción y calor local. Se detectan otros síntomas precoces que incluyen mialgia, escalofríos, fiebre, náuseas, vómitos y diarrea.
2. Estadio intermedio: es característico además encontrar flictenas con márgenes de tejido afectado mal definidos y el inicio de cambios en la coloración de la piel, sugestivos de isquemia. Aparece taquicardia, fiebre y taquipnea e incremento notable del dolor en el sitio de la infección.
3. Estadio tardío: se hacen evidentes las vesículas llenas de sangre, hay anestesia del área afectada y una franca gangrena tisular. Hay dolor incoercible en el lugar de la infección, fiebre alta persistente, hipotensión, postración, evidencia de shock y fallo multiorgánico. Favor ver Figura 6.

Enfermedades Infecciosas

Diagnóstico
La fascitis necrosante debe sospecharse cuando se presentan cualquiera de los siguientes síntomas o signos: 1. dolor severo inconsistente con los hallazgos en el examen físico, 2. deterioro clínico rápidamente progresivo, 3. SIRS, 4. ampollas, 5. edema a tensión 6. equimosis o piel necrótica, 7. crepitación palpable, 8. hipoestesia localizada en piel (9). Se recomienda interconsulta quirúrgica oportuna en pacientes con sospecha de fascitis necrosante (15). En pacientes con duda clínica, se recomienda usar la escala de LRINEC modificado para orientar la decisión del manejo quirúrgico y se recomienda el uso de ecografía, TAC o RM según disponibilidad (9). Para el diagnóstico bacteriológico se recomienda realizar Gram y cultivo de tejido profundo intraoperatorio y hemocultivos.(9).

Tratamiento
Para los pacientes con alta sospecha diagnóstica de IPTB necrosante, se recomienda manejo quirúrgico (9). El tratamiento antibiótico empírico debe ser de amplio espectro (por ejemplo, vancomicina o linezolid más piperacilina-tazobactam o un carbapenémico; o más ceftriaxona y metronidazol), ya que la etiología puede ser polimicrobiana (microbios aeróbicos mixtos) o monomicrobianas (grupo A estreptococos, SARM adquirido en la comunidad) (15). Una vez se cuenta con aislamiento microbiológico se debe ajustar la terapia antibiótica a un espectro más estrecho basado en la susceptibilidad del cultivo (9). El uso de penicilina más clindamicina se recomienda para tratamiento en aquellos pacientes que tienen infección confirmada por Streptococcus B hemolítico del grupo A. (15)

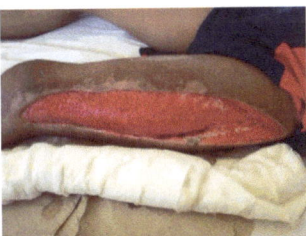

Figura 6. Fascitis necrosante. Control de la infección y presencia de tejido de granulación limpio. Tomado de: Diagnóstico y tratamiento de la fascitis necrosante. Medisur [Internet]. 2014 [cited 2020 Jan 13];12(2):365–76. Available from: https://www.medigraphic.com/cgi-bin/new/resumen.cgi?IDARTICULO=49925

Piomiositis

La piomiositis es una infección bacteriana aguda del músculo esquelético que suele estar causada por Staphylococcus aureus. La acumulación de pus siempre es intramuscular al principio y no es secundaria a la infección de la piel adyacente, los tejidos blandos o el hueso. Las infecciones musculares bacterianas suelen producirse tras una herida penetrante, una insuficiencia vascular prolongada de una extremidad o una infección contigua. (14)

Dentro de los grupos musculares más comúnmente afectados, se encuentran la cintura pelviana y los miembros inferiores (cuádriceps 26 %, iliopsoas 14%, gemelos y psoas), sin embargo, el tronco, los brazos también pueden verse afectados, además puede identificarse un compromiso uni o multifocal. (9)

Cuadro Clínico

Desde el punto de vista clínico, se caracteriza por fiebre, dolor y rigidez muscular localizados, tumefacción y aumento de la sensibilidad local. (14)
Los síntomas clínicos presentan tres estadios.

1. Primer estadio: Se caracteriza por molestia muscular, fiebre baja y decaimiento. Dado que sólo la aponeurosis se encuentra inervada, el dolor sobre el músculo demora en aparecer, entre una y dos semanas, luego se produce la conformación del absceso.
2. Durante el segundo estadio, la conformación del absceso comienza a ser sintomática con dolor, rigidez muscular y sepsis. A la mayoría de los pacientes se los reconoce en este momento evolutivo.
3. De no ser tratado, la enfermedad evoluciona a un tercer estadio, con destrucción muscular, extensión local con osteomielitis, u osteoartrosis, septicemia y diseminación a distancia. Se han descrito casos de síndrome de shock tóxico debido a piomiositis. Al examen físico no se encuentran adenopatías regionales. (19) Favor ver Figura 7.

Diagnóstico

Se debe tener alta sospecha clínica y apoyarse con exámenes de imagen.
Se recomienda la resonancia magnética para el diagnóstico de piomiositis. La tomografía y la ecografía se recomiendan como alternativa para el diagnóstico. (15)

Se recomienda realizar cultivos de secreción purulenta y hemocultivos para obtener aislamiento microbiológico.(9) Favor ver Figura 7.

Tratamiento
Se recomienda realizar un drenaje temprano del material purulento. (15)
El manejo con vancomicina se recomienda como terapia empírica inicial. El linezolid es una alternativa en pacientes con falla renal aguda. Cefazolina u oxacilina se recomiendan en el tratamiento de piomiositis por SAMS (Estalilococo Aureus Metisilino Sensible). (9)

Se deben realizar imágenes de control en pacientes con bacteriemia persistente para identificar focos no drenados de infección.

Los antibióticos deben ser administrados vía endovenosa inicialmente, pero una vez exista mejoría clínica se podrá realizar cambio a manejo oral siempre y cuando no exista evidencia de endocarditis o absceso metastásico. Se recomienda una duración de la terapia antimicrobiana de 2 a 3 semanas. (15)

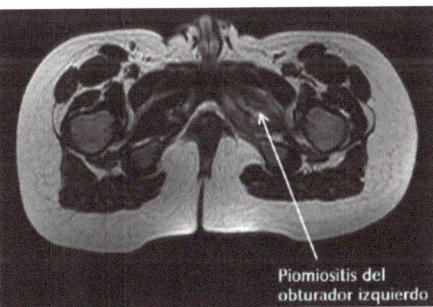

Figura 7. Piomiositis del Obturador Izquierdo.RM axial FSE T2: engrosamiento y aumento de intensidad de señal del musculo obturador externo izquierdo. Tomado de: Notas clínicas [Internet]. 2014 [cited 2020 Jan 13];12(2):365–76.Available: http://archivos.pap.es/Empty/PAP/front/Articulos/Articulo/_OrCjUxDG4cq0tvuLJz--hYSstEC3e54TksnhsJl2lN4.

Mionecrosis (Gangrena Gaseosa)

La gangrena gaseosa es una infección toxémica de progresión rápida y potencialmente mortal del músculo esquelético por clostridios (sobre todo Clostridium perfringens). Suele producirse tras una lesión muscular y su contaminación, como en una herida traumática sucia, o de forma excepcional tras una cirugía. La gangrena gaseosa no traumática, causada habitualmente por Clostridium septicum, es una complicación de una bacteriemia, que a menudo se debe a una lesión oculta de la mucosa digestiva, como un adenocarcinoma o una complicación de la colitis neutropénica.(14)

Cuadro clínico

El dolor es el síntoma más precoz y destacado, aunque en ocasiones una sensación de pesadez es el único síntoma inicial. El dolor aumenta deprisa de intensidad, más de lo que se asociaría a la lesión o el procedimiento quirúrgico precedente, y puede tornarse intolerable. El paciente pronto desarrolla un cuadro grave, con palidez y diaforesis. A continuación, se desarrolla hipotensión, taquicardia, shock e insuficiencia renal. El paciente puede encontrarse apático o estar aprensivo e inquieto, pero mantiene la lucidez mental. Pueden aparecer delirio, estupor y pérdida del conocimiento. Suele haber febrícula, a menudo con una temperatura inferior a 38,3 C; la hipotermia es un signo de mal pronóstico y suele asociarse a shock. La ictericia puede resultar evidente. El proceso progresa rápidamente en unas horas, con un resultado mortal si no se aplica un tratamiento enérgico.(14) Favor ver figura 8.

Diagnóstico

Tener alta sospecha con signos y síntomas típicos de la gangrena gaseosa como son dolor intenso y sensibilidad, hinchazón local y edema masivo, decoloración de la piel con manchas hemorrágicas y bultos, olor dulce, crepitantes, fiebre, taquicardia relativa y alteración estado mental.(20)

La tomografía es de ayuda especialmente en casos intraabdominales, estudios recientes han demostrado una sensibilidad de 100% en la detección de infecciones de tejidos blandos necrotizantes, sin embargo, se excluyó a pacientes llevados a cirugía antes de la exploración por TC y no exploró quirúrgicamente todos los casos clínicamente sospechosos.

Los estudios sobre la RMN para detectar infección necrosante de tejidos blandos han reportado una menor sensibilidad (80-90%) y una especificidad limitada. Además, la RMN consume mucho tiempo y no siempre está disponible.(21)

El ultrasonido, aunque atractivo como prueba rápida de cabecera, no ha sido bien estudiado en este escenario clínico. En un modelo cadavérico, mostró una excelente sensibilidad en la detección y localización de gas.(21)

Tratamiento
Amerita exploración quirúrgica urgente, más desbridamiento de tejido lesionado. La ausencia de un diagnostico microbiológico no debe retrasar la terapia antibiótica, misma que debe ser ofrecida con antibióticos de amplio espectro como por ejemplo vancomicina combinado con piperacilina/tazobactam o ampicilina/sulfactam o con un carbapenémico.(15)

Para mionecrosis ocasionadas por Clostridium se recomienda terapia antimicrobiana con penicilina G 24 millones Unidades/día dividido cada 4-6 horas, intravenoso más clindamicina 900 mg cada 8 horas intravenoso.(15)

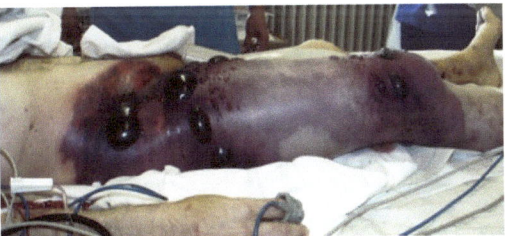

Figura 8. Gangrena Gaseosa. Tomado de: Revista médica electrónica portales médicos [Internet]. 2014 [cited 2020 Jan 16]. Available; https://www.revista-portalesmedicos.com/revista-medica/gangrena-gaseosa/

BIBLIOGRAFÍA

1. Esposito S, Bassetti M, Concia E, De Simone G, De Rosa FG, Grossi P, et al. Diagnosis and management of skin and soft-tissue infections (SSTI). A literature review and consensus statement: an update. J Chemother [Internet]. 2017;29(4): 197–214. Available from: http://dx.doi.org/10.1080/1120009X.2017.1311398
2. Sartelli M, Coccolini F, Catena F, Ansaloni L. Soft Tissue Infections: Consideration Regarding Different International Guidelines [Internet]. 1st ed. Vol. 2, The Microbiology of Skin, Soft Tissue, Bone and Joint Infections. Elsevier Inc.; 2017. 3–6 p. Available from: http://dx.doi.org/10.1016/B978-0-12-811079-9.00001-X
3. Sartelli M, Malangoni MA, May AK, Viale P, Kao LS, Catena F, et al. World society of emergency surgery (WSES) guidelines for management of skin and soft tissue infections. World J Emerg Surg [Internet]. 2014 [cited 2020 Jan 13];9(1). Available from: https://www.ncbi.nlm.nih.gov/pubmed/25422671
4. Chahine BEB, Pharm D, Aq-id B, Sucher AJ, Pharm D, Frei CR, et al. PSAP 2015 • Infectious Diseases I 5 Skin and Soft Tissue Infections Learning Objectives [Internet]. 2015 [cited 2020 Jan 13]. p. 5–26. Available from: https://www.accp.com/docs/bookstore/psap/2015B1.SampleChapter.pdf
5. Pulido-Cejudo A, Guzmán-Gutierrez M, Jalife-Montaño A, Ortiz-Covarrubias A, Martínez-Ordaz JL, Noyola-Villalobos HF, et al. Management of acute bacterial skin and skin structure infections with a focus on patients at high risk of treatment failure. Ther Adv Infect Dis [Internet]. 2017 [cited 2020 Jan 13];4(5):143–61. Available from: https://www.ncbi.nlm.nih.gov/pmc/articles/PMC5593224/
6. Prego J, Galiana Á, Pujadas M, Almada K, Boulay M, Carugati MJ, et al. Infecciones de piel y partes blandas en pacientes ambulatorios. Rev Chil Pediatr. 2006;77(2):196–
7. David MZ, Daum RS. Community-associated methicillin-resistant Staphylococcus aureus: Epidemiology and clinical consequences of an emerging epidemic. Vol. 23, Clinical Microbiology Reviews. American Society for Microbiology; 2010. p. 616–87.
8. Casado-Verrier B, Gómez-Fernández C, Paño-Pardo JR, Gómez-Gil R, Mingorance-Cruz J, Moreno-Alonso De Celada R, et al. Prevalencia de infecciones de piel y tejidos blandos producidas por Staphylococcus aureus resistente a Meticilina Comunitario en Madrid. Enferm Infecc Microbiol Clin [Internet]. 2012 [cited 2020 Jan 15];30(6):300–6. Available from: https://dialnet.unirioja.es/servlet/articulo?codigo=4759742
9. Valderrama-Beltrán S, Cortés JA, Caro MA, Cely-Andrade L, Osorio-Pinzón JV, Gualtero SM, et al. Clinical practice guidelines for the diagnosis and management of skin and soft tissue infections in Colombia. Infectio [Internet]. 2019;23(4):318–46. Available from: http://www.scielo.org.co/pdf/inf/v23n4/0123-9392-inf-23-04-00318.pdf
10. Cobo Vázquez E, Saavedra Lozano J. Infecciones de la piel y partes blandas: Celulitis [Internet]. Vol. 8, Practica Pediatrica. 1999 [cited 2020 Jan 13]. p. 29–37. Available from: www.guia-abe.es.

BIBLIOGRAFÍA

11. Dryden MS. Complicated skin and soft tissue infection. J Antimicrob Chemother [Internet]. 2010 [cited 2020 Jan 13];65(SUPPL. 3). Available from: https://www.ncbi.nlm.nih.gov/pubmed/20876627
12. Esposito S, Noviello S, Leone S. Epidemiology and microbiology of skin and soft tissue infections. Vol. 29, Current Opinion in Infectious Diseases. Lippincott Williams and Wilkins; 2016. p. 109–15.
13. Ramakrishnan K, Ivan N, Higuita A. Skin and Soft Tissue Infections [Internet]. American Family Physician. 2015 [cited 2020 Jan 13]. p. 473–84. Available from: https://www.aafp.org/afp/2015/0915/p474.html
14. Mandell, Douglas, Bennett. Enfermedades Infecciosas Principios y Práctica. Septima. DRK Edición, editor. Enfermedades Infecciosas Principios y Práctica. España; 2012. 1296–1320 p.
15. Stevens DL, Bisno AL, Chambers HF, Dellinger EP, Goldstein EJC, Gorbach SL, et al. Practice guidelines for the diagnosis and management of skin and soft tissue infections: 2014 update by the infectious diseases society of America [Internet]. Vol. 59, Clinical Infectious Diseases. 2014 [cited 2020 Jan 14]. Available from: https://www.ncbi.nlm.nih.gov/pubmed/24973422
16. Consenso SADI-SAMSADCACCVE. Guía para el manejo racional de las Infecciones, de piel y partes blandas Parte I. Rev Panam Infectol [Internet]. 2009;49–65. Available from: http://site.sad.org.ar/wp-content/uploads/2019/10/pbl.pdf
17. Ministerio de Salud de Argentina. INFECCIONES DE PIEL Y PARTES BLANDAS. 2018;6–33. Available from: http://186.33.221.24/index.php/backup-now/equipos-de-salud1/capacitaciones/2013-12-16-23-46-04
18. Diagnóstico y tratamiento de la fascitis necrosante. Medisur [Internet]. 2014 [cited 2020 Jan 13];12(2):365–76. Available from: https://www.medigraphic.com/cgi-bin/new/resumen.cgi?IDARTICULO=49925
19. Baran E, Aguilera K, Lorenzi LM, Simoneto R, Valuntas L, Basso G. Piomiositis en un paciente inmunocompetente. Rev Chil Infectol. 2012 Apr;29(2):221–3.
20. Hoi Ho, MD Associate Dean for Faculty Affairs and Development, Professor, Department of Internal Medicine, Director, Center for Advanced Teaching and Assessment in Clinical Simulation (ATACS), Paul L Foster School of Medicine, Texas Tech University Health UMC. Gas Gangrene (Clostridial Myonecrosis) Workup. Medscape [Internet]. 2019; Available from: https://emedicine.medscape.com/article/217943-workup#c4
21. Buboltz JB, Murphy-Lavoie HM. Gas Gangrene [Internet]. StatPearls. 2019 [cited 2020 Jan 15]. Available from: http://www.ncbi.nlm.nih.gov/pubmed/30725715

CAPÍTULO 13

Leishmaniasis
Autor: Dr. Andrés Sebastián Rojas Marín

Definición

En las Américas las leishmaniasis son enfermedades zoonoticas que causan en el humano un conjunto de síndromes clínicos que pueden comprometer la piel, las mucosas y las vísceras. Son causadas por alrededor de 20 diferentes especies de protozoos del genero Leishmania y se transmiten a los animales y humanos por vectores dípteros de la familia Psychodidae. (1) Clínicamente se clasifican en leishmaniasis visceral, mucocutánea o mucosa y cutánea con sus variantes.

Estas enfermedades integran el grupo de las enfermedades infecciosas desatendidas, una vez que ocurren en los países más pobres y afectan a las poblaciones más vulnerables y con difícil acceso a los servicios de salud. (2)

Epidemiología

Esta enfermedad está distribuida en 88 países de cuatro continentes; en las Américas desde el Sur de los Estados Unidos hasta el Norte de Argentina. (3). Un total de 940.396 nuevos casos de la leishmaniasis cutánea (LC) y mucosa (LM) fueron reportados por 17 de los 18 países endémicos, en el período de 2001-2017, con un promedio anual de 55.317 casos.

En Ecuador, la infección humana por Leishmania se ha registrado en 22 de las 24 provincias, sus regiones ecológicas con mayor prevalencia son los bosques húmedos subtropicales y tropicales tanto del Pacífico como de la Amazonía, así como también en ciertos valles interandinos como Paute, Alausí y Huigra. (4). Del total de casos en el 2017 Ecuador registra una tasa de incidencia de 22,6/100.000 habitantes.

Factores de riesgo

La enfermedad es una zoonosis que existe principalmente en regiones rurales, donde la gente trabaja y vive en el bosque donde faltan medios de comunicación. Las personas con mayor riesgo de desarrollar leishmaniasis cutánea y mucocutánea son los que trabajan en extracción de madera y agricultura en áreas boscosas. Los últimos años también se han afectado trabajadores de la construcción de carreteras, obreros de explotación petrolera, agentes de turismo y militares además de colonizadores de zonas boscosas provenientes de zonas endémicas y no endémicas (1)

Fisiopatología
Agente etiológico

El parasito es un protozoo perteneciente a la familia Trypanosomatidae. El género Leishmania comprende alrededor de 20 especies patógenas al hombre, las cuales se agrupan en los subgéneros Leishmania y Viannia (2). Se han sido identificadas 15 especies de Leishmania con diferente tropismo: visceral, cutáneo y mucoso. El parasito es di genético, es decir, durante su ciclo de vida se encuentra en dos formas o estadios: una forma promastigote (Figura 3) que mide entre 20 y 30 μm, es extracelular y alargada, y posee un flagelo que le permite la movilidad en el intestino de los insectos vectores; y otra forma la amastigote (Figura 4), la cual mide entre 2 y 5 μm, es redondeada e intracelular, carece de flagelo, y se multiplica en células del sistema mononuclear fagocítico, principalmente macrófagos. Ambas formas del parasito se dividen por fisión binaria y además poseen una única mitocondria modificada conocida como kinetoplasto.

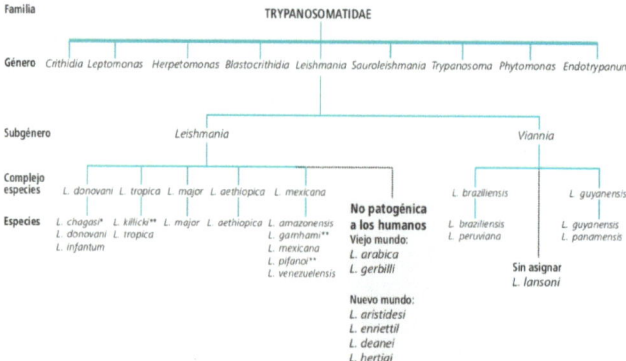

Figura 1. Taxonomía del genero Leishmania. Fuente: WHO TRS 949, 2010
L. chagasi en el Nuevo Mundo es la misma especie L. infantum

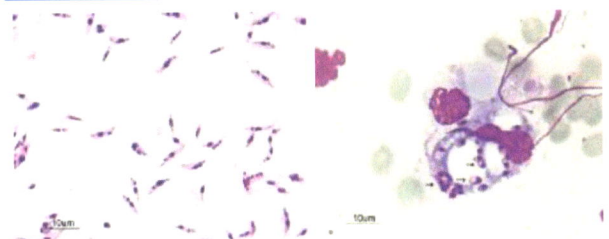

Figura 2 y 3. Leishmania - Forma promastigote y Leishmania - Forma amastigote. Fuente Laboratorio de Pesquisa en Leishmaniose IOC - Fiocruz, Brasil.

Vector

Los flebotomineos son pequeños dípteros hematófagos de la familia Psychodidae de gran importancia en salud pública por su papel como vectores de parásitos del genero Leishmania y de bacterias del genero Bartonella. Se caracterizan por la venación del ala y la presencia de densos pelos en las alas y el tórax. Los miembros de la subfamilia Phlebotominae predominan en las regiones tropicales y subtropicales. El grupo está compuesto por 6 géneros, pero en las Américas, Lutzomyia es el más importante. (2)

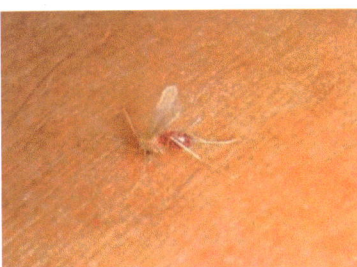

Figura 4. Lutzomyia -hembra ingurgitada (foto ampliada) Fuente: Vilela, M - IOC-Fiocruz, Brasil

Estos insectos se encuentran distribuidos por amplias zonas del mundo, de modo que solo los que viven en áreas tropicales pueden realizar su ciclo vital completo durante todo el año, mientras que los que viven en las regiones subtropicales solo lo pueden realizar durante los meses cálidos. Los hábitats varían desde selva húmeda hasta regiones muy áridas. Su vuelo es corto, silencioso y en pequeños saltos.

Los flebotomineos son reconocidos en diferentes regiones, a través de diversos nombres comunes como se expone a continuación:

REGIONES	NOMBRES COMUNES DE *LUTZOMYIA* EN LAS AMERICAS
América Central	"aliblanco", "carachais", "chiclera", "chiroso", "chitras", "manta", "mosca" "palomilla", "papalotillas", "pringador", "toritos".
América del Sur	"angoleta", "asa branca", "birigui", "blanca", "capotillo", "carachais", "chamapari", "chitra", "manta", "mosquito palha", "palomilla", "plumilla", "pringador", "quechicho", "roco", "tatuquira", "tarrayitas", "torito", "ya te vi".

Reservorios

Los reservorios son aquellos animales vertebrados que mantienen al parasito en la naturaleza y por ello dan paso a que los vectores se infecten de ellos y pueda persistir el ciclo de transmisión. Generalmente hay un reservorio principal para cada especie de Leishmania en cada foco determinado, pero otros mamíferos de la misma zona pueden resultar también infectados y convertirse en hospederos secundarios o accidentales. (1)

El hombre, roedores silvestres, desdentados (perezosos), marsupiales y carnívoros, a menudo inclusive perros domésticos y en focos urbanos, equinos son los huéspedes más comunes sin embargo en muchas zonas se desconocen los huéspedes. En el Ecuador los perros domésticos son considerados como un hospedador reservorio importante de leishmaniasis al igual que los roedores silvestres.

Ciclo de Vida

El ciclo vital del protozoo involucra un invertebrado (vector) y a un mamífero (reservorio). Los vectores son flebotomías hembras zoofilas las cuales necesitan ingerir sangre para completar la maduración de sus huevos, ingiriendo de esta manera sangre con macrófagos infectados por amastigotes. Estos pasan al tracto digestivo del flebótomo para multiplicarse por fisión binaria y convertirse en promastigotes; van madurando hasta ser viables y llegar a la probosis del flebótomo, esto sucede en el lapso de 8 a 20 días en el que surgen parásitos infectantes.

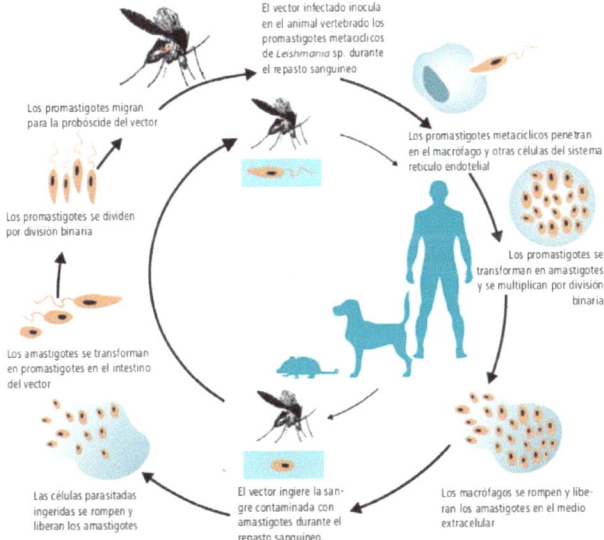

FIGURA 5. Ciclo de vida de la Leishmania sp. en las Américas. Fuente: Adaptado de Universidad Federal de Goias.

Patogenia y reacción del sistema inmune

Para escapar de la respuesta inmune inespecífica del huésped vertebrado el promastigote entra en el macrófago, la proteína C3 del complemento se deposita en la superficie del protozoo reconociéndose así ciertos receptores de membrana del macrófago, una vez fijado los promastigotes al macrófago son englobados en una vacuola y adquiere la forma de amastigote.

El macrófago produce radicales libres de oxígeno para tratar de destruir a los amastigostes. La Leishmania es un parásito intracelular que se escapa de la respuesta inmune humoral, ocultándose como amastigote en los lisosomas de las células huéspedes.

Los anticuerpos que circulan no tienen ningún efecto en la infección pudiendo ser dañinos, la inmunidad es transmitida por células, esto se basa en que los linfocitos B no tienen ningún efecto en el curso de la infección, encontrando niveles elevados de Ig M y Ig G que no protegen contra la infección. (8)

En cuanto a la respuesta inmunológica de la Leishmaniasis cutánea y mucocutánea se propone, que los linfocitos T CD4 + inician la respuesta células de la subpoblación Th1, produciendo linfocinas, principalmente interferón gamma (IFNgamma) e interleucina (IL-2). Estas linfocinas activan a los macrófagos, con lo que se hacen aún más operativos los mecanismos dependientes de oxígenos y lisosómicos, situación clave para la destrucción de los parásitos; el parásito de la leishmania posee mecanismos inhibidores de las hidrolasas lisosómicas y de los radicales libres de oxígeno, limitando la acción de los macrófagos, logrando la leishmania sobrevivir dentro de ellos. A diferencia de la leishmaniasis visceral en la que los linfocitos TCD4 + estimulan la subpoblación Th2 con producción Il 4- Il5 e Il 10, por lo que los macrófagos no se activan y la enfermedad progresa.

Además recientes estudios indican que una producción local de óxido nítrico, el mismo que es derivado de la catálisis de L. arginina, proceso inducido por la sintetasa de óxido nítrico esta enzima se expresa en muchas células en altos niveles cuando es activada por varios estimuladores inmunológicos entre los que se incluyen el gamma interferón, factor de necrosis tumoral alfa y lipopolisacáridos reducido, este es un importante mecanismo para la eliminación de los parásitos, pero si esta ocurre antes que la parasitemia se encuentre elevada.

Existen factores en el parásito que inhiben la síntesis de óxido nítrico asegurando su supervivencia. Una elevada producción de óxido nítrico y derivados oxidantes agravan el proceso inflamatorio con posibilidad de producción de hipoxia que favorece infecciones secundarias. (1)

Cuadro Clínico
En la leishmaniasis encontramos 3 síndromes clínicos principales: leishmaniasis cutánea, mucocutánea y visceral, de las cuáles nos ocuparemos de describir las formas cutáneas y mucocutáneas, que se encuentran con más frecuencia en nuestro país.

Leishmaniasis cutánea
La presentación clínica es variable de una forma de leishmania a otra, pero conservan siempre un patrón común que es la úlcera.

Desde su inicio hasta sus complicaciones guardan sus características, pudiendo ir desde muy pequeñas, simple y única, hasta múltiples y convergentes. Comienzan como una mácula eritematosa inicial, posterior a las 4 a 6 semanas de la inoculación, las cuales se encuentran localizadas principalmente en las zonas del cuerpo que pasan la mayor parte del tiempo descubiertas, siendo los lugares más comunes los brazos, la parte externa del muslo, piernas, orejas, región cervical.

Esta pápula en el transcurso de más o menos 10 - 15 días se ulcera, produciendo una costra que luego se desprende dejando ver claramente el fondo y determinando en sí, la estructura de la úlcera de forma hemisférica; la superficie es granulosa, sucia y recubierta por costras meliséricas hemáticas; los bordes característicos recubren toda la úlcera y son elevados e indurados con un color eritemato - violáceo; estas formas ulcerosas pueden también confluir aumentando el diámetro de la lesión, estas úlceras pueden llegar a la curación espontánea en 1 a 2 años pero dejan una cicatriz muy marcada, la cual representa un verdadero estigma social.

Se piensa mucho que las úlceras de la leishmania no son dolorosas, pero según reportes en un porcentaje siempre alto presentan algún tipo de dolor y escozor, en especial cuando se produce una infección sobre agregada. Cuando tenemos úlceras múltiples y de difícil curación espontánea es común ver un compromiso ganglionar, único o múltiple, similar a la esporotricosis. Aunque la úlcera es la forma más común, es posible encontrar formas verrugosas y nodulares; en este caso es posible ver diseminaciones de amastigotes provenientes de una úlcera primaria.

La principal complicación de las lesiones ulcerativas son las infecciones sobre agregadas; la cual dependiendo de la severidad cambia el aspecto de la úlcera, más aparición de fenómenos inflamatorios con compromisos de áreas vecinas y ganglionar; otra complicación es la mutilación como en las úlceras de los chicleros debido a la falta de irrigación del cartílago auricular; en ocasiones las lesiones complicadas pueden dificultar movimientos y la marcha, por el intenso dolor.

Después de varios años de la curación es posible que recidive en una nueva lesión adyacente a la cicatriz inicial; sin responder al tratamiento, caracterizándose por la presencia de escasos amastigotes y por una intradermorreacción muy intensa; esta es la forma de leishmania cutánea recidivante. (2)

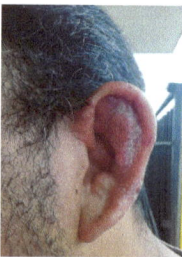 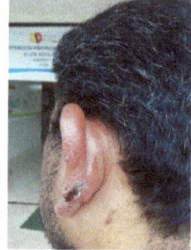

Figura 6 y 7. Leishmaniasis cutánea: lesión ulcerada en el pabellón auricular de la oreja izquierda de aprox. 2cm de diámetro. Fuente Centro de Salud Urbano Puyo - Pastaza.

Leishmaniasis mucocutánea
Se producen típicamente una o varias lesiones en miembros inferiores que sufren ulceración extensa, siendo rara la curación completa espontánea; meses o años después pueden aparecer lesiones metastásicas en nasofaringe, produciendo destrucción de los cartílagos nasales, los cuales por su falta de irrigación son más fáciles de destruir. Son menos frecuentes las lesiones en el periné.

La obstrucción nasal y la epistaxis son síntomas iniciales frecuentes, seguido por una extensa destrucción de tejidos blandos con dolorosas erosiones mutilantes (espundia). Son frecuentes la fiebre, anemia, la pérdida de peso y la muerte se produce por infección bacteriana, inanición y obstrucción respiratoria.

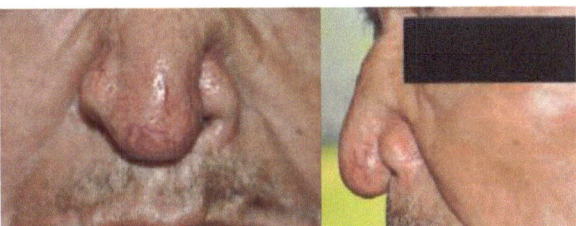

Figura 8. Leishmaniasis mucosa: compromiso nasal. Destruición del septo nasal, vista frontal y lateral. Fuente: A. Llanos Cuentas - Universidad Peruano Cayetano Heredia.

Diagnóstico diferencial de leishmaniasis cutánea, mucosa y mucocutánea
Leishmaniasis cutánea
Piodermitis, esporotricosis, cromomicosis, carcinoma basocelular, carcinoma espinocelular, tuberculosis cutánea, ulceras varicosas, ulceras traumáticas, psoriasis, infecciones cutáneas por micobacterias no tuberculosis pulmonar, linfomas cutáneos, lobomicosis, granuloma a cuerpo extrano, lupus eritematoso discoideo, queratoacantoma, vasculitis.

Leishmaniasis mucosa/mucocutánea
• **Área nasal:** traumatismos, infecciones bacterianas, sifilis, uso de cocaína, intoxicación por cromo, granuloma maligno medio facial, paracoccidiodomicosis, histoplasmosis, pólipos nasales, rinosporidiosis, lepra, carcinoma espinocelular y basocelular.
• **Área del paladar y laringe:** carcinomas, paracoccidiodomicosis, histoplasmosis, tuberculosis.

Diagnostico
El diagnóstico inicialmente debe ser clínico, al observar una o varias úlceras con un fondo granuloso, sucio y a veces recubiertas por costras, de bordes elevados e indurados y regulares. Además, se establece por los antecedentes de residir en áreas palúdicas o viajar a zonas endémicas.

El espectro clínico de la leishmaniasis es muy amplio y puede confundirse con otras enfermedades. Por esto es de gran importancia el diagnóstico temprano de la leishmaniasis. Solo así es posible administrar el tratamiento específico oportunamente y, en la misma medida, controlar la evolución de la enfermedad, aliviar los signos y síntomas. A continuación, podemos observar un resumen de las manifestaciones clínicas de la enfermedad con sus respectivas indicaciones para la toma de muestras para el diagnóstico de laboratorio. (6)

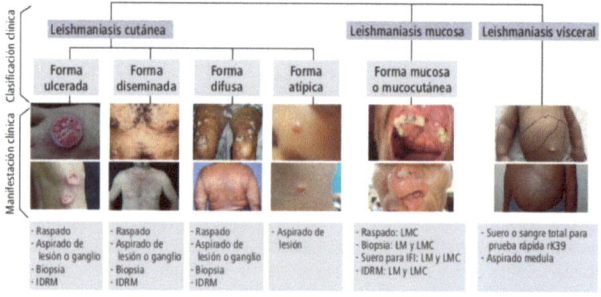

Figura 9. Clasificación clínica y toma de muestras para el diagnóstico de las leishmaniasis. Fuente OPS/OMS, 2018.

Laboratorio

Métodos directos: Se basan en la visualización del parasito en la muestra obtenida del paciente.

MÉTODO	DESCRIPCIÓN
Parasitológico directo	Es la detección de amastigotes en material obtenido a partir de raspado, biopsias, aspirados de lesiones o ganglios linfáticos. Es un procedimiento muy fácil, económico y rápido de realizar.
Cultivo	Es la visualización de promastigotes ya sea en cultivo de material obtenido de aspirados de lesiones en piel, o del ganglio linfático; o bien de biopsias de lesiones en la piel o las mucosas.
Análisis histopatológica	Es la a observación directa de amastigotes en tejido de biopsia. Es un método de gran importancia para el diagnóstico diferencial de las lesiones cutáneas que se manifiestan con presentaciones inusuales o que son causadas por otras etiologías. Es una prueba poco sensible. Esto es así probablemente, por la distorsión que sufren los parásitos durante el proceso de fijación y tinción, y por la dificultad que implica reconocer los parásitos en cortes histopatológicos.
Reacción en cadena de la polimerasa (PCR)	Es la amplificación y detección del material genético del parasito (ADN o ARN). El material usado para la PCR puede ser raspado, hisopado o aspirado ya sea de la lesión o del ganglio linfático, o de un pequeño fragmento de la biopsia.

Métodos indirectos: Se basan en la detección en el organismo de anticuerpos principalmente del tipo IgG, específicos contra Leishmania.

MÉTODO	DESCRIPCIÓN
Inmunofluorescencia indirecta (IFI)	Es la detección de anticuerpos específicos para *Leishmania* sp. en el suero del paciente mediante el uso de fluorescencia.
Ensayo inmunoabsorbente ligado a enzimas (ELISA)	Es la prueba de detección de anticuerpos específicos contra *Leishmania* sp. en el suero o plasma de los pacientes, mediante el uso de reacción ligada a enzimas.
Prueba de Montenegro o Leishmanina	Es la prueba de hipersensibilidad retardada que evalúa la exposición del paciente a *Leishmania*. Es aplicada generalmente en el antebrazo izquierdo del paciente. Se utiliza principalmente como herramienta de apoyo en el diagnóstico, de las formas mucosas y en estudios epidemiológicos para evaluar si hubo contacto previo con el parasito. Aunque es una prueba muy sensible y específica, no permite diferenciar entre infección previa o actual. En leishmaniasis cutánea difusa la reacción es siempre negativa.

Algoritmos de Diagnóstico de Leishmanisis Cutánea y Mucosa o Muco-Cutánea

Enfermedades Infecciosas

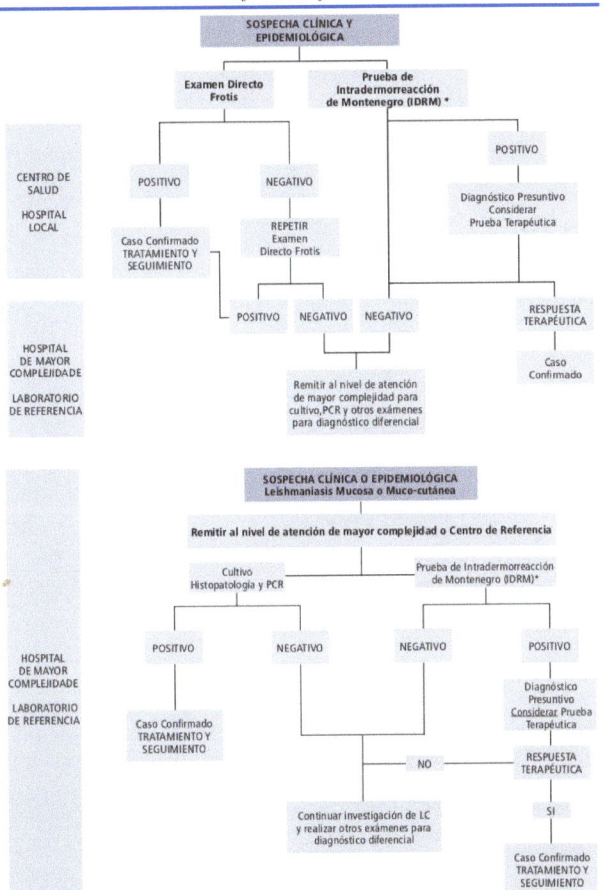

Fuente Manual de Procedimientos de Lesishmaniasis OPS/OMS, 2018.

Tratamiento

El tratamiento exitoso de la enfermedad depende únicamente de las diversas terapias que se han desarrollado; dentro de las medidas generales debemos indicar que se encuentran las acciones preventivas y educación al paciente para el éxito del tratamiento medicamentoso. El médico debe instruir al paciente sobre la importancia de cumplir el tratamiento y el tiempo de duración del mismo. También advertirle acerca de las complicaciones o recaídas que suelen ocurrir cuando el tratamiento no es eficaz o no se cumple. (2)

Leishmanisis Cutánea:
Tratamientos Locales

Intervención (por calidad de la evidencia)	Forma de administración	Esquema	Calidad de la evidencia	Fuerza de la recomendación
Termoterapia	Aplicación de calor local con dispositivo electromagnético generador de ondas de alta frecuencia	Previa anestesia local se aplica el electrodo a 50°C por periodos de 30 segundos, hasta cubrir toda el área de lalesión,porla 3 sesiones, con intervalo de 1 semana.	Moderado	Débil. Restringida para las indicaciones constantes en cuadro de opciones terapéuticas. Es necesario hacer ensayos aleatorizados en diferentes áreas y con diferentes especies y ampliar el número de aplicaciones y el tiempo de seguimiento, cuando las lesiones son producidas por L. braziliensis.
Antimoniales intralesionales	Inyección intradérmica	1 a 5 infiltraciones de 1 a 5 ml por sesión (dependiendo del tamaño de la lesión. La cantidad utilizada es la necesaria para cubrir la lesión) cada 3 a 7 d.	Muy baja	Débil. Uso restringido a grupos con contrain- dicaciones para tratamientos sistémicos conforme indicación en cuadro de opciones terapéuticas. Es necesario hacer ensayos aleatoriza- dos en diferentes áreas y con diferen- tes especies y ampliar el número de aplicaciones y el tiempo de seguimiento, cuando las lesiones son producidas por L. braziliensis (Blum, 2012)

Intervención (por calidad de la evidencia)	Forma de administración	Esquema	Calidad de la evidencia	Fuerza de la recomendación
Antimoniales pentavalentes	Intravenosa o intramuscular	10 a 20 mg Sb+5/kg/d de antimonio pentavalente en dosis única diaria durante 20 días. La indicación de las dosis (10, 15 o 20 mg Sb+5) debe ser de acuerdo con las eviden-cias locales. Dosis máxima de 3 ampollas/d para reducir los efectos adversos.	Alta	Fuerte
Miltefosina	Oral	1,5 a 2,5 mg/kg/d, con dosis máxi- ma de 150 mg/d durante 28d. Se sugieren dosis divididas y tomarlas después de las comidas para reducir los efectos adversos gastrointesti-nales.	Alta Para lesiones cutáneas localizadas Moderada Para lesiones cutáneas localizadas	Fuerte Indicado para L. guyanensis y L. panamensis Débil Para todas las demás especies de Leishmania. Se recomienda hacer ensayos con diferentes especies en diferentes áreas.
Isetionato de pentamidina	Intramuscular	3 a 4 mg/kg/d en 3 a 4 dosis en días alternos.	Baja	Débil Mejores resultados con L. guyanensis. Se recomienda hacer ensayos aleatorizados en diferentes áreas y con diferentes especies.

Intervención (por calidad de la evidencia)	Forma de administración	Esquema	Calidad de la evidencia	Fuerza de la recomendación
Antimoniales pentavalentes	Intravenosa o intramuscular	20 mg Sb+5/kg/d de antimonio penta- valente en una única dosis diaria por 30 d continuos.	Baja Muy Baja	Fuerte

Antimonial pentavalente + pentoxifilina oral	Sb +5 intramuscular o intravenosa Pentoxifilina oral	20 mg Sb+5/kg/d por 30 d + 400 mg pentoxifilina c/8 h por 30 d.	Baja	Débil Evidencia de un ensayo aleatorizado con número reducido de participantes. Es necesario hacer más estudios.
Anfotericina B liposomal	Intravenosa	2 a 3 mg/kg/d hasta una dosis acumu- lada de 3,5 g.	Muy Baja	Débil Alternativa de casos de falla terapéutica o tratamiento de casos especiales.
Anfotericina B desoxicolato	Intravenosa	0,7 a 1 mg/kg/d hasta 25 a 45 dosis.	Muy Baja	Débil Alternativa en casos de falla terapéutica o tratamiento de caso especiales. Su manejo requiere cuidado debido a los efectos adversos.
Isetionato de pentamidina	Intramuscular	3 a 4 mg/kg/d en 7-10 dosis en días alternos.	Muy Baja	Débil
Miltefosina	Oral	1,5 a 2,5 mg/kg/d durante 28 d con dosis máxima de 150 mg diarios.	Muy Baja	Débil

Fuente: Leishmaniasis en las Américas – Recomendaciones para el tratamiento https://www.paho.org/hq/dmdocuments/2013/PAHO-Guia-Leishmaniasis-Americas-2013-Spa.pdf

Tratamiento de casos especiales en las leishmaniasis cutánea y mucosa

• Embarazadas: se recomienda termoterapia y en casos que requieren tratamiento sistémico se debe remitir a centro de referencia. El medicamento indicado sugerido es la anfotericina B liposomal o anfotericina B (recomendación débil). Está contraindicada la utilización de sales antimoniales, la miltefosina y la pentamidina.

• Etapa de lactancia: se recomienda el uso de antimoniales intralesionales, o termoterapia o anfotericina B o miltefosina, garantizando la contracepción (recomendación débil). La contraindicación es relativa para los antimoniales sistémicos.

- Pacientes con nefropatías, hepatopatías, cardiopatías: se recomienda tratamientos locales para leishmaniasis cutánea (recomendación débil). Se sugiere el uso de la anfotericina B liposomal (recomendación débil).
- Pacientes con VIH y otras causas de inmunosupresión: se recomienda anfotericina B liposomal o anfotericina B desoxicolato (recomendación débil).
- Pacientes con falla terapéutica: si es una falla por tratamiento local se repite o se pasa a tratamiento sistémico. En caso de falla del tratamiento sistémico, posterior a dos esquemas de tratamiento, se recomienda usar un medicamento o esquema diferente al usado inicialmente.

Pronostico de los pacientes
Algunos estudios han demostrado que el pronóstico de la leishmaniasis es afectado por: el tipo de leishmaniasis, extremos de edad, algunos signos clínicos de gravedad que se presentan en el momento de la consulta, co-infección con VIH, infección bacteriana concomitante y algunas alteraciones de exámenes de laboratorio que reflejan la gravedad del cuadro en el momento de la consulta. Sin embargo, a largo plazo el tratamiento es exitoso y reduce en gran porcentaje las secuelas producidas por esta enfermedad.

Recomendaciones
Se deben formular varias estrategias de lucha para las distintas situaciones, teniendo presente el tipo de enfermedad, si se da en zonas rurales o urbanas, si interviene o no un reservorio animal y si enfermedad es endémica o epidémica. Entre las distintas estrategias encontramos:

- Educación a la población de los modos de transmisión y los métodos de control de los mismos.
- Aplicar medidas ambientales y silvícolas apropiadas.
- Notificación de la enfermedad, con la localización activa de los casos, identificación del parásito y tratamiento sistemático de los infectados en forma temprana.
- Investigación de contactos, determinando así el ciclo de transmisión para interrumpirlo.
- Tratamiento específico.

BIBLIOGRAFÍA

1. Organización Panamericana de la Salud. Manual de procedimientos para vigilancia y control de las leishmaniasis en las Américas. Washington, D.C.: OPS; 2019.
2. Vista de Leishmaniasis Cutánea en el Ecuador: Reflexiones para su sistematización [Internet]. Reciamuc.com. 2020 [citado 19 enero 2020]. Disponible en: https://www.reciamuc.com/index.php/RECIAMUC/article/view/28/26
3. Informe epidemiológico de las Américas. Iris.paho.org. 2020 [citado 10 enero 2020]. Disponible en: http://iris.paho.org/xmlui/bitstream/handle/123456789/50505/2019-cde-leish-informe-epi-americas.pdf?ua=1
4. Camacho D. 2015 [Internet]. Revista Médica de Costa Rica. 2015[citado 12 enero 2020]. Disponible en: https://www.medigraphic.com/pdfs/revmedcoscen/rmc-2015/rmc151y.pdf
5. Calvo piña M, Has Higuchi Y. Prevalencia y formas clínicas de las leishmaniasis en el noroccidente de la provincia de Pichincha - Ecuador. 1st ed. Quito - Ecuador: Centro de Biomedicina, Universidad Central del Ecuador; 2013.
6. 2da Reunión de los Programas nacionales de Lesihmaniasis en las Américas. Iris.paho.org. 2013 [citado 15 enero 2020]. Disponible en: http://iris.paho.org/xmlui/bitstream/handle/123456789/10067/Repleish2013.pdf?sequence=1&isAllowed=y
7. Torres E, Quintanilla M, Ruiz J, Arenas R. Leishmaniasis: a review. México; 2017.
8. Miranda O, González I: Leishmaniasis cutánea. Presentación de casos. Rev Cub Med Mil. 2007:36(4);51–54.
9. López J, Freire C, Moncayo T, Alulema M, Gaibor C. Prevalencia y factores asociados a la leishmaniasis cutánea en Tena-Napo, Ecuador 2012-2013 [Internet]. RevSindrome. 2014 [citado 17 enero 2020]. Disponible en: http://revsindrome.com/rev_sindrome1_2018/prevalencia_y_factores_asociados.pdf
10. Guevara A. Prevalencia de Leishmaniasis cutánea en el Cantón de Pedro Vicente Maldonado en el periodo de tiempo 2012 y 2013 [Internet]. 2014 [citado 10 enero 2020]. Disponible en: http://repositorio. usfq.edu.ec/bitstream/23000/2747/1/108842.pdf
11. Soares L, Abad-Franch F, Ferraz G. Epidemiology of cutaneous leishmaniasis in central Amazonia: a comparison of sex-biased incidence among rural settlers and field biologists. Trop Med Int Health. 2014

CAPÍTULO 14

Sífilis

Autora: Dra. Vanessa Poulette Montúfar Vélez.

Definición

La sífilis es una infección crónica venérea causada por la espiroqueta Treponema pallidum subespecie pallidum, orden Spirochaetales, la cual se transmite por contacto sexual, vía materno-fetal a través de la placenta, vía sanguínea durante las transfusiones y por contacto directo de las lesiones sifilíticas con piel que posea heridas. Esta patología cursa con periodos sintomáticos separados por periodos de latencia de duración variable, pudiendo dividirla en cuatro fases: primaria, secundaria, latente y terciaria. (1) (Tabla 1).

Su distribución es universal y afecta únicamente al ser humano. Se extendió por Europa al final del siglo XV y su conocimiento científico se inicia con la primera descripción hecha en 1546 por el médico veronés Girolamo Fracastoro (1478-1553). La enfermedad ha recibido entre otras las siguientes denominaciones: lúes venérea, avariosis, morbo gálico mentulagra o pudendagra. (2)

Epidemiología

La Organización Mundial de la Salud estima que anualmente aparecen aproximadamente 12 millones de nuevos casos en el mundo en la población adulta, 90% de ellos en países en desarrollo; de lo cual afecta a 1,5 millones de mujeres embarazadas, produciendo un tercio de las muertes fetales en total u otras complicaciones relacionadas al embarazo (3). Se dice que más de 1 millón de personas de 15 a 49 años se contagian diariamente por una infección de transmisión sexual que puede ser curada. En total, se registran anualmente más de 376 millones de nuevos casos de estas infecciones: clamidiasis, gonorrea, tricomoniasis y sífilis. Se presentaron cifras de nuevos casos de estas enfermedades entre hombres y mujeres de 15 a 49 años en 2016: clamidiasis, 127 millones; gonorrea, 87 millones; sífilis, 6,3 millones y tricomoniasis, 156 millones. (4) (5)

En Ecuador, el Instituto Nacional de Estadísticas y Censos (INEC) reportó en el 2006 un total de 4068 casos de sífilis; desde el año 2007 al 2010 ha existido un aumento del número, de 1438 a 1456 con una proporción del 0,7%. (6)

En el año el 2015 según el registro de camas y egresos hospitalarios existieron 203 casos reportados de sífilis, sin tomar en cuenta las personas que no han sido hospitalizadas (INEC, 2015). Según el Ministerio de Salud Pública del Ecuador (MSP), desde enero a octubre del 2016 se han reportado 1431 casos de sífilis reportados en las distintas áreas de salud, estos son los últimos datos que han sido publicados referentes a esta patología en el país. (7) No existen a nivel nacional estadísticas de sífilis congénita.

Etiología

El agente causal de la sífilis venérea es la espiroqueta Treponema pallidum, perteneciente a la familia Spirochaetales, la misma que comprende cuatro géneros que son patógenos para el ser humano y algunos animales: Leptospira, que induce leptospirosis; Borrelia, causante de la enfermedad de Lyme; Brachyspira, productora de infecciones intestinales, y Treponema, que ocasiona las enfermedades llamadas treponematosis. (20)

El Treponema pallidum, subespecie pallidum es una espiroqueta fina que mide aproximadamente 6-15 micras de longitud por 0.25 micras de diámetro, cuyo cuerpo celular está circundado por una membrana citoplásmica trilaminar, una capa de peptidoglucanos que le confiere rigidez estructural, y una membrana externa con lípidos y proteínas integrales de membrana. El microorganismo se desplaza gracias a endoflagelos que lo rodean de forma espiral en el espacio periplásmico. Su diminuto tamaño lo hace invisible al microscopio óptico; sin embargo, puede ser identificado por su movimiento ondulante en la microscopía de campo oscuro. El único hospedador natural de T. pallidum es el ser humano, aunque puede infectar a numerosos animales, solo los seres humanos, los simios superiores y las especies de laboratorio presentan de manera regular lesiones sifilíticas. (9)

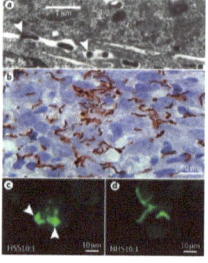

Gráfico 1. A: Micrografía electrónica de transmisión de T. pallidum. B: La tinción inmunohistoquímica (usando anticuerpos antiT. Pallidum comerciales) de una lesión cutánea de sífilis secundaria revela abundantes espiroquetas incrustadas dentro de un infiltrado inflamatorio celular mixto en la dermis papilar. C: El suero sifilítico humano (HSS) mejora dramáticamente la opsonofagocitosis de T. pallidum por monocitos purificados de sangre periférica humana. D: suero humano normal.
Fuente: Syphilis (1)

Fisiopatología

Aunque se cree que la respuesta inflamatoria local provocada por las espiroquetas es la causa de las manifestaciones clínicas de la sífilis, los mecanismos que causan daño tisular y las defensas del huésped que controlan en alguna medida la infección, también están implicados en la patogenia de la infección. (1)

La espiroqueta penetra en las mucosas íntegras o erosiones microscópicas de la piel y en pocas horas entra en los vasos linfáticos y sanguíneos provocando una infección generalizada con focos metastásicos alejados previo a la aparición de la lesión primaria. Se calcula que el tiempo de reproducción in vivo de T. pallidum durante la fase activa temprana es de casi 30 horas y el periodo de incubación es inversamente proporcional a la cantidad de microorganismos inoculados. El periodo de incubación desde la exposición bacteriana hasta el desarrollo de las lesiones primarias en el sitio de inoculación es de 3 semanas promedio, variando en un lapso de 10 a 90 días. Se ha calculado que la dosis infectante para la inoculación intradérmica en seres humanos es de 57 microorganismos y la concentración de treponemas por lo común llega a 107/g de tejido antes de que surja la lesión clínica.

Durante la sífilis primaria la lesión primaria, denominada chancro, aparece en el sitio de inoculación, persiste durante cuatro a seis semanas y después cura de manera espontánea. El estudio histopatológico de la lesión denota infiltración perivascular de linfocitos T CD4+ y CD8+, plasmocitos y macrófagos, con proliferación del endotelio capilar y obliteración de vasos finos. La infiltración celular muestra un perfil de citocinas producidas por tipo linfocitos T colaboradores (TH1), lo cual conlleva a la activación de macrófagos. Posteriormente la fagocitosis de microorganismos opsonizados por macrófagos y su destrucción provoca la remisión espontánea del chancro. (9)

La sífilis secundaria implica manifestaciones parenquimatosas, generales y mucocutáneas las cuales aparecen entre seis y ocho semanas después de que cicatriza el chancro; sin embargo, hay casos en que las manifestaciones primarias y secundarias se superponen. Los hallazgos histopatológicos de las lesiones cutáneas maculopapulosas de la fase secundaria incluyen hiperqueratosis de la epidermis, proliferación capilar con tumefacción endotelial en la dermis superficial y afluencia de leucocitos polimorfonucleares en las papilas dérmicas, en la dermis profunda existe infiltración perivascular por linfocitos T CD8+ y CD4+, macrófagos y células plasmáticas; durante este periodo se observan linfadenopatías generalizadas no dolorosas en 85% de los pacientes. Las lesiones secundarias remiten en dos a seis semanas, pasando después a una fase de latencia en la cual la infección solo se detecta a través de pruebas serológicas, algunos pacientes entran en esta la fase de latencia sin advertir las lesiones secundarias previas.

Si no se administra tratamiento hasta esta fase, cerca del 33% de los pacientes pueden progresar a una sífilis terciaria, consistente en la aparición de gomas, lesión granulomatosa benigna; sífilis cardiovascular, comúnmente de la baza vasorum de la aorta ascendente, con la formación de aneurismas; y neurosífilis sintomática tardía, caracterizada por la aparición de tabes dorsal y paresias. En la actualidad, el tratamiento durante las fases temprana y latente han disminuído notoriamente la aparición sífilis terciaria. (9)

Cuadro Clínico
Sífilis adquirida:
Enfermedad temprana
•**Sífilis primaria:** Después del contacto, el Treponema invade la superficie de la mucosa o piel agrietada y se multiplica en el sitio de inoculación para producir la típica lesión denominada Chancro, la cual consiste en una sola pápula indolora que pronto se erosiona y endurece formando una úlcera, cuyo borde y base adquieren luego una consistencia cartilaginosa a la palpación, que descarga una secreción serosa y no purulenta. En una minoría de pacientes se observan lesiones primarias múltiples. En varones heterosexuales, el chancro suele ubicarse en el pene, en tanto en los varones homosexuales podría encontrarse también en la región anal, recto, boca o genitales externos; en las mujeres, las localizaciones más frecuentes son el cérvix y los labios mayores y menores.

Sin embargo, en casos especiales, los chancros pueden ser múltiples, dolorosos, purulentos, destructivos, extragenitales (con mayor frecuencia oral y pueden causar balanitis sifilítica de Follmann. Cuando estos están presentes en sitios extragenitales y son indoloros os pueden pasar desapercibidos; en el contexto de una confección por VIH pueden ser múltiples, más profundos y persistir durante la etapa secundaria de la enfermedad.

Generalmente la lesión primaria se acompaña de linfadenopatías regionales, más comúnmente inguinales bilaterales, que aparecen en la primera semana; estos ganglios son indoloros, de consistencia firme y no supuran. El chancro se cura casi siempre en cuatro a seis semanas (dentro de un rango de dos a doce semanas), pero las linfadenopatías pueden persistir por varios meses. Sin tratamiento, el 25% de los pacientes desarrollarán signos de sífilis secundaria aproximadamente 4 a 10 semanas después de la aparición del chancro inicial. (1)

- **Sífilis secundaria:** Es multisistémica y generalmente ocurre tres meses después de la infección. Se manifiesta como una erupción mucocutánea y linfadenopatías generalizadas; las lesiones iniciales incluyen máculas de color rojo pálido o rosa, circunscritas y no pruriginosas repartidas en el tronco y la zona proximal de las extremidades, que evolucionan posteriormente a lesiones papulosas distribuidas de manera extensa, las cuales afectan también las palmas de las manos, plantas de los pies y folículos pilosos originando alopecia en el cuero cabelludo, párpado o barba. Estas erupciones suelen ser maculopapulares (50-70%), papulares (12%) o maculares (10%) y, a veces pustulosas, llamadas sifílides. En áreas intertriginosas calientes y húmedas las pápulas se pueden agrandar y originar lesiones amplias, húmedas, de color rosa o gris blanquecinas e indoloras muy infectantes hasta en el 10% de los enfermos, llamados condilomas planos. En ocasiones excepcionales surgen lesiones necróticas graves denominada lúes maligna, las cuales se detectan con más frecuencia en individuos con infección por VIH.

Los síntomas generales que pueden preceder o acompañar a la sífilis secundaria son: odinofagia (15 a 30%), fiebre (5 a 8%), pérdida de peso (2 a 20%), malestar general (25%), anorexia (2 a 10%), cefalea (10%) y meningismo (5%). Las complicaciones de la sífilis secundaria comprenden hepatitis; glomerulonefritis por deposición del complejo de inmunocomplejos esplenomegalia, lesiones gastrointestinales (gastritis hipertrófica, placas de proctitis o tumoraciones rectosigmoideas), artritis y periostitis. Los signos oculares comprenden alteraciones pupilares y retinianas, neuritis óptica, iritis o uveítis. Una pequeña proporción de pacientes desarrollará complicaciones neurológicas, como meningitis aguda y parálisis del VIII par craneal con sordera y tinnitus. Las manifestaciones de la sífilis secundaria también muestran involución espontánea en un periodo aproximado de uno a seis meses.

- **Enfermedad latente:** Se refiere a un periodo asintomático durante el cual una persona es serológicamente positiva, aunque el análisis del líquido cefalorraquídeo sea normal. Suele sospecharse por el antecedente de lesiones sifilíticas primarias o secundarias, por el antecedente de exposición a esta infección o el nacimiento de un neonato afectado de sífilis congénita. Esta se subdivide a su vez en fase temprana y tardía; la sífilis latente temprana se limita al primer año después de la infección, en tanto que la sífilis latente tardía, persiste por más de 1 año. La distinción entre la etapa latente temprana y tardía es algo arbitraria, pero importante ya que aproximadamente el 25% de los pacientes puede desarrollar recurrencia de la enfermedad secundaria durante la etapa latente temprana.

Hoy en día, es muy inusual la evolución de la enfermedad hasta la forma clínica tardía, pero hay duda en cuanto a la curación espontánea de la enfermedad.

- **Enfermedad tardía:**
- **Sífilis terciaria:** Ocurre en aproximadamente un tercio de los pacientes no tratados, dentro de 20 a 40 años después de la infección inicial. Las manifestaciones clínicas de la sífilis tardía son muy variables y rara vez se ven debido al uso de antibióticos treponemocidas para otras indicaciones. Esta etapa se divide en enfermedad gomatosa (15%); cardiovascular (10%) y neurológica (7%).
- **Neurosífilis asintomática:** El diagnóstico se establece en personas asintomáticas, pero con anomalías en el estudio del LCR, como pleocitosis por mononucleares, aumento de la concentración de proteínas o reactividad del LCR en la prueba del VDRL.

Antes del advenimiento de la penicilina, el riesgo de adquirir neurosífilis clínica en pacientes que no recibían tratamiento era proporcional a la intensidad de los cambios del LCR, con una probabilidad de evolución a neurosífilis clínica del 20% durante los primeros 10 años.

Neurosífilis sintomática: Las principales categorías clínicas son: sífilis meníngea, meningovascular y parenquimatosa. El inicio de los síntomas suele tener lugar en menos de 1 año tras la infección en la sífilis meníngea, hasta 10 años en la sífilis meningovascular, cerca de 20 años en la parálisis general y entre 25 y 30 años en la tabes dorsal. La neurosífilis es sintomática con mayor frecuencia en los pacientes con infección simultánea por VIH, especialmente cuando el recuento de linfocitos T CD4+ es bajo.

Sífilis meníngea: Se manifiesta con cefalea, náusea, vómito, rigidez nucal, afectación de pares craneales, convulsiones y cambios en el estado psíquico. El cuadro coincide cronológicamente con la etapa secundaria o aparece después de ella; dentro de este grupo abarcan los pacientes que cursan con uveítis, iritis o hipoacusia.

Sífilis meningovascular: Comprende un cuadro clínico de meningitis aunada a vasculitis que afecta vasos de pequeño, mediano o grueso calibre. Se manifiesta como un estado de choque por afectación de la arteria cerebral media, que se manifiesta después de pródromos de encefalitis subaguda (cefalea, vértigo, insomnio y trastornos psicológicos), seguidos de un síndrome vascular progresivo.

Sífilis parenquimatosa: Produce parálisis general y tabes dorsal. La parálisis consiste en una enfermedad demencial progresiva que va de 10 a 25 años después de la infección secundaria y lleva a una pérdida neuronal cortical; se manifiesta como amnesia inicial con cambios de personalidad, alteración en el sensorio e intelecto, pupilas de Argyll-Robertson y alteraciones en el habla que progresan a demencia severa, convulsiones y hemiparesia tardía. La tabes dorsal produce signos y síntomas correspondientes a la desmielinización de los cordones posteriores, las raíces y los ganglios dorsales. Consiste en ataxia de la marcha con ampliación de la base de sustentación y caída del pie, parestesias, trastornos vesicales, impotencia, arreflexia y pérdida de sensibilidad a la posición, al dolor profundo y la temperatura. La disminución de la sensibilidad al dolor puede ir seguida de una degeneración trófica articular (articulaciones de Charcot) y de úlceras perforantes de los pies; es frecuente también la atrofia óptica.

Sífilis cardiovascular: Suele aparecer de 10 a 40 años después de la infección, se atribuye a la endarteritis obliterante de los vasa vasorum que irrigan a los grandes vasos; la afectación cardiovascular da origen a aortitis no complicada, insuficiencia aórtica, aneurisma sacular en la aorta ascendente o estenosis en los orificios coronarios. El hallazgo de una calcificación lineal de la aorta ascendente en la radiografía de tórax sugiere aortitis sifilítica asintomática; por otra parte, solo en 1 de 10 casos de aneurismas aórticos de origen sifilítico está afectada la aorta abdominal.

Sífilis benigna tardía o gomatosa: Las gomas son lesiones solitarias que pueden ser pequeñas o de varios centímetros de diámetro, en el estudio histopatológico se observan como una inflamación granulomatosa con una zona necrótica central por endarteritis obliterante. Los sitios más habituales de aparición son la piel, huesos, hígado, bazo y SNC; sin embargo, puede afectar cualquier órgano. Las gomas cutáneas originan lesiones nodulares o ulcerosas indoloras, inconstantes e induradas que se asemejan a otros cuadros granulomatosos crónicos, como tuberculosis, sarcoidosis, lepra y micosis profundas. Las gomas óseas afectan más comúnmente a huesos largos, aunque pueden hacerlo en cualquier hueso. Las gomas en las vías respiratorias altas pueden perforar el tabique nasal o el paladar.

	PERÍODO	CLÍNICA
SÍFILIS PRIMARIA	Incubación 2-6 semanas Desaparición 3-8 semanas	-Chancro (úlcera) unilateral indolora -Adenopatías inguinales bilaterales
SÍFILIS SECUNDARIA	3-8 semanas después de primaria	-Exantema (erupción) de piel y mucosas Adenopatías generalizadas • Ocasionalmente: síntomas constitucionales, fiebre y artralgias • Otros: afectación renal, hepato-esplenomegalia, inflamación ocular o alteración de la motilidad gástrica • Alopecia sifilítica • Condiloma plano • Lúes maligna o ulceronodular
SÍFILIS LATENTE	Precoz: <1 año Tardía: >1 año o tiempo desconocido	- Asintomática
SÍFILIS TERCIARIA	Generalmente años (excepto neurosífilis)	-Neurosífilis -Sífilis cardiovascular (aorta ascendente) -Sífilis tardía benigna: granulomas, gomas y placas psoriasiformes

Tabla 1. Etapas de la Sífilis. Fuente: Enfermedades infecciosas (18)

Sífilis congénita: La sífilis congénita se divide al igual que en el adulto en temprana, cuya sintomatología aparece en los dos primeros años de vida; y tardía, después de los dos años y cerca de la pubertad. La presencia de signos perinatales depende de la duración de la infección materna y el momento en que la madre recibió el tratamiento; alrededor de dos tercios de los bebés estarán asintomáticos al nacer, pero la mayoría desarrolla signos a las cinco semanas de vida aproximadamente. El tratamiento adecuado de la mujer antes de la decimosexta semana de embarazo puede prevenir el daño fetal y el tratamiento antes del tercer trimestre debe ser suficiente para el producto infectado. Las infecciones maternas no tratadas pueden tener complicaciones como: pérdida fetal hasta en 40% de los casos (mortinatos o abortos), prematurez, muerte neonatal, RCIU, hydrops fetal, neumonitis, miocarditis, síndrome TORCH, hepatoesplenomegalia y sífilis congénita si el lactante sobrevive.

Sífilis congénita temprana: Las manifestaciones comunes incluyen: erupción cutánea, rinitis hemorrágica, linfadenopatía generalizada, hepatoesplenomegalia y anomalías esqueléticas, condilomas lata, lesiones vesiculobullosas, osteocondritis, periostitis, pseudoparálisis, parches mucosos, fisuras periorales, hydrops no inmunes, glomerulonefritis, afectación neurológica u ocular, hemólisis y trombocitopenia. Si estos signos se presentan al nacer, podemos suponer que el RN se infectó en una etapa temprana del embarazo. Es indispensable distinguir entre sífilis congénita neonatal y otras infecciones congénitas generalizadas, como rubeola, infección por citomegalovirus o herpes simple y toxoplasmosis, así como eritroblastosis fetal.

Sífilis congénita tardía: Los signos se desarrollan como resultado de una inflamación crónica y persistente que se asemeja a la enfermedad gomatosa en adultos. Es subclínica hasta en el 60% de los casos; los estigmas de la infección congénita incluyen: queratitis intersticial; Articulaciones de Clutton; Incisivos de Hutchinson; molares de morera (mal desarrollo de las cúspides de los primeros molares); arco palatino alto; rhagades (fisuras periorales); sordera neurosensorial; prominencia frontal; maxilar corto; protuberancia de la mandíbula; deformidad de saddlenosa; engrosamiento esterno-clavicular; hemoglobinuria paroxística por frío; afectación neurológica (discapacidad intelectual, parálisis de los nervios craneales). Se corresponde al periodo terciario del adulto, no es contagiosa. (13)

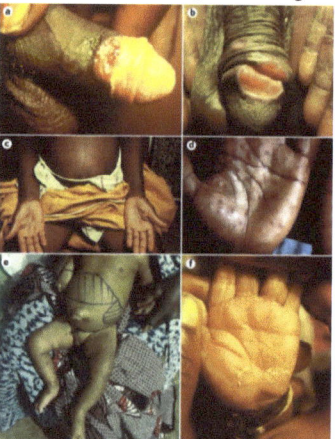

Imagen 2. Manifestaciones clínicas de la Sífilis. A: Chancro primario. B: Chancro primario más rash cutáneo de sífilis secundaria. C: Sífilis secundaria en gestante, con rash palmar. D: Rash palmar. E: Niño de 3 años con sífilis congénita, hepatoesplenomegalia y rash. F: Descamación palmar típica en un niño con sífilis congénita. Fuente: Syphilis (1)

Diagnóstico
Diagnóstico clínico:
Historia clínica: Una historia clínica completa es necesaria para poder identificar sintomatología de la infección primaria, secundaria o terciaria, y distinguir la infección en su periodo latente, la cual al ser asintomática dificulta la orientación diagnóstica.

Es necesario realizar un interrogatorio sobre antecedentes sexuales de esta manera: para la sífilis primaria se debe incluir a todas las parejas sexuales en los últimos tres meses; para la sífilis temprana secundaria y latente temprana a todas las parejas sexuales en los últimos dos años; para la sífilis tardía, según la historia clínica y la serología treponémica previa, parejas de por vida. Interrogar sobre la existencia de un diagnóstico previo de sífilis, el tratamiento recibido, las pruebas serológicas realizadas junto con su resultado; en caso de mujeres gestantes, se debe realizar una historia obstétrica completa. (1)

Examen físico: La sífilis tiene manifestaciones variadas y a menudo sutiles que dificultan el diagnóstico clínico haciendo que la patología sea subdiagnosticada o confundida con otras entidades. El examen físico debe ir de la mano junto con el interrogatorio, puesto que, según la etapa en que se encuentre la infección se tendrán diferentes hallazgos clínicos.

Se debe enfocar la inspección en el área genital, anal y oral en busca del chancro duro; palpación de cadenas ganglionares en caso de adenopatías, sobre todo inguinales. Una revisión detallada de la piel y faneras en busca de roséola, sifílides cutáneas, condilomas planos, alopecia y lesiones gomatosas, con enfoque especial a las palmas de manos y plantas de los pies; la palpación abdominal en busca de hepatoesplenomegalia. Realizar un examen oftalmológico es útil para el hallazgo de alteraciones oculares o visuales. En cuanto al examen neurológico si se sospecha de neurosífilis, se deben indagar signos de paresia general: disartria, hipotonía, temblor intencional y anomalías en los reflejos; y signos de tabes dorsal: anomalías pupilares, reflejos deteriorados, alteración de la sensibilidad, ataxia sensorial y atrofia óptica. La revisión del aparato cardiovascular nos orienta a la presencia de regurgitación aórtica, etc. (15)

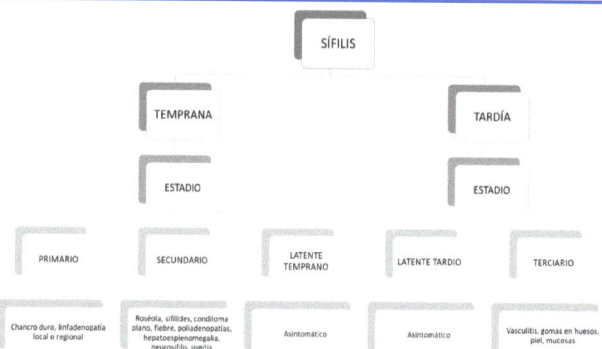

Gráfico 1. Manifestaciones clínicas de la Sífilis. Fuente: Algoritmos diagnósticos y/o terapéuticos de la sífilis (15)

Los signos y síntomas de la sífilis pueden confundirse con otras entidades patológicas, por lo cual es imprescindible conocer los diagnósticos diferenciales que pueden asemejarse a la infección.

En general, los datos clínicos de un paciente son insuficientes para dar un diagnóstico certero de la infección, por lo cual es imprescindible realizar pruebas complementarias de laboratorio que confirmen la presencia del microorganismo. (16)

	Diagnósticos Diferenciales
Úlceras genitales	Herpes genital, cancroide, síndrome de Bechet, trauma
Rash cutáneo en palmas de manoso plantas de pies	Dermatitis de contacto, eczema, dermatitis atópica, eritema
Rash cutáneo generalizado	Alergia sistémica, ptiriasis rosada
Linfadenopatía generalizada	Mononucleosis, linfoma de Hodgkin
Meningitis aséptica	Exantema viral

Tabla 2. Diagnósticos diferenciales de la Sífilis. Fuente: Serological tests for syphilis (17)

Diagnóstico de laboratorio

El Treponema pallidum es un tipo de bacteria que no puede ser cultivado de manera rutinaria y es muy pequeño para ser observado a través del microscopio óptico, por lo cual el diagnóstico se realiza a través de otros métodos de laboratorio, los mismos que pueden ser directos o indirectos. La elección del método diagnóstico dependerá del estadio de la enfermedad y de la presentación clínica. En segundo lugar, las pruebas serológicas pueden tardar semanas en positivarse debido al tiempo de latencia de la respuesta inmunológica. significativo de pacientes tratados pueden presentar serologías persistentemente positivas. (Gráfico 2)

Estudios directos

- **Examen en fresco con microscopía de campo oscuro:** Es el método de diagnóstico más rápido y directo durante la fase primaria, secundaria y congénita precoz. No obstante, requiere un equipo especial y la valoración por técnicos experimentados. La muestra usada es el exudado proveniente de las lesiones, como el chancro, condiloma plano o las lesiones mucosas, que contienen gran cantidad de treponemas; también se usa el material aspirado de los ganglios linfáticos.

La muestra debe ser lavada con suero salino sin aditivos bactericidas, donde se observa al treponema moviéndose en espiral con una ondulación característica sobre su punto medio. Es importante señalar que, en las lesiones bucales o anales es difícil diferenciar T. pallidum de otros treponemas no patógenos.

- **Inmunofluorescencia directa (DFA-TP):** Consiste en la tinción con anticuerpos monoclonales o policlonales fluorescentes dirigidos frente a T. pallidum en los frotis de lesiones sospechosas, fijados con acetona o metanol, esta técnica es de utilidad para el examen de las lesiones orales.

- **Técnicas de biología molecular:** Las técnicas de amplificación de ácidos nucleicos (TAAN) han demostrado sensibilidad y especificidad elevadas en la detección de T. pallidum. Las técnicas de reacción en cadena de la polimerasa a tiempo real (RT-PCR) están diseñadas como PCR múltiples que permiten, adicionalmente la detección de otras bacterias causantes de úlceras genitales, como Chlamydia trachomatis y Haemophilus ducreyi. Las muestras se obtienen de los frotis de las úlceras en los casos de sífilis primaria, muestras de piel y mucosas en caso de sífilis secundaria y otras muestras para casos de sífilis terciaria (líquido cefalorraquídeo, etc.). Por su automatización y su elevada sensibilidad y especificidad son los test microbiológicos de elección.

- **Demostración en tejidos:** Requiere especímenes obtenidos por biopsia, sobre los que se lleva a cabo una impregnación argéntica, una tinción inmunofluorescente (DFAT-TP) o inmunoenzimática específica. La DFAT-TP utiliza un anticuerpo monoclonal muy específico de T. pallidum; se suele utilizar para muestras cutáneas de sífilis secundaria o estadios sifilíticos tardíos (gomas), así como en los tejidos afectados del cerebro, placenta, cordón umbilical y piel en la sífilis congénita.

- **Cultivo de T. pallidum:** El único método útil para aislar T. pallidum es la prueba de inoculación en el conejo (RIT); sin embargo, por su dificultad y riesgo se realiza únicamente en laboratorios de referencia de investigación.

- **Estudios indirectos (serológicos):** Las pruebas serodiagnósticas son los métodos más utilizados para diagnosticar pacientes que presentan signos y síntomas sugestivos de sífilis, detectar a individuos asintomáticos y realizar seguimiento del tratamiento. La principal limitación de todas las pruebas serológicas es su incapacidad para distinguir entre la infección por T. pallidum venérea y la subespecie no venérea de que causa patologías como el pian, pinta o bejel. Estas pruebas serológicas se pueden clasificar en general en pruebas no treponémicas (NTT) y pruebas treponémicas. (1)

Las pruebas no treponémicas se basan en la detección de antígenos sintetizados de la lecitina, el colesterol y la cardiolipina que reaccionan con los anticuerpos producidos en respuesta a la infección por T. pallidum. Las pruebas treponémicas por otro lado, detectan anticuerpos contra los antígenos treponémicos, estas últimas tienden a ser cualitativas en lugar de cuantitativas y a menudo siguen siendo positivas de por vida a pesar del éxito terapéutico, por lo tanto, no son útiles para evaluar la respuesta a la terapia. (16)

- **Pruebas reagínicas o no treponémicas:** detectan anticuerpos reagínicos, no específicos o no treponémicos dirigidos frente a un antígeno lipoideo que es el resultado de la interacción de T. pallidum con los tejidos del huésped. Se positivizan a partir de la tercera semana tras la aparición del chancro, por lo que en infecciones muy recientes suelen ser negativas. El resultado se valora en forma de titulación cuantitativa.

Son muy útiles para evaluar la actividad de la infección y la respuesta al tratamiento, ya que se negativizan con la terapia, y también hasta en un 15 % de casos en fases avanzadas tras años de evolución.

Las pruebas reagínicas se dividen en:
- **Floculación microscópica:** Venereal Disease Research Laboratory (VDRL): Detecta tanto IgG e IgM contra cardiolipina, formadas por el huésped en respuesta al material lipoidal liberado por las células lesionadas en la infección y los lípidos de la superficie celular del propia treponema. La seroconversión ocurre desde los 21 días de exposición hasta aproximadamente 6 semanas. Es la prueba de elección para el diagnóstico de la neurosífilis en muestras de líquido cefalorraquídeo.

- **Floculación macroscópica:** Prueba en tarjeta de reaginas plasmáticas rápidas (RPR): Es la prueba de cribado habitual para la selección de sueros en los laboratorios y los bancos de sangre, puesto que se trata de una técnica más sencilla, requiere menor cantidad de suero y no hace falta calentarlo. VDRL es la prueba de elección para el diagnóstico de la neurosífilis en muestras de líquido cefalorraquídeo.
- **Ventajas de las pruebas no treponémicas:** Son estudios baratos y simples, adecuado para realizar cribado a nivel poblacional, el título de referencia puede usarse para hacer un seguimiento de la respuesta al tratamiento.
- **Limitaciones:** Posee sensibilidad reducida en sífilis primaria y sífilis latente tardía. Resultados falsos positivos: Se deben a errores técnicos y variaciones en la población normal, debido a auto anticuerpos antifosfolípidos o agentes biológicos, por ejemplo: endocarditis bacteriana, cancroide, lepra, mononucleosis, VIH, malaria, tripanosomiasis, embarazo, insuficiencia hepática crónica, etc.

Resultados falsos negativos: en la prueba VDRL, la proporción óptima del anticuerpo antígeno produce un precipitado insoluble que es visible, lo que hace que la prueba sea positiva. La zona de equivalencia define esta relación óptima. Sin embargo, las muestras de suero sin diluir tienen una gran cantidad de anticuerpo reagénico que dará una reacción falsa negativa. Esto se conoce como fenómeno prozona. Además, en diluciones en serie, la prueba se vuelve positiva. (17)

- **Pruebas treponémicas:** Detectan anticuerpos treponémicos específicos. Como regla general, una prueba treponémica negativa indica la ausencia de infección, pasada o presente, la tasa de falsos positivos de estas pruebas es mucho más baja. Persisten positivos de forma permanente, por lo que no son útiles para valorar la actividad de la infección ni para el control postratamiento.
- **Análisis de inmunoabsorción ligada a las enzimas (ELISA)/ inmunoanálisis de quimioluminiscencia (CLIA) de anticuerpos treponémicos.:** Detecta IgG e IgM específicos, es la prueba de elección en los laboratorios que manejan gran número de muestras. La mayor ventaja de estos métodos radica en la automatización, que permite procesar grandes cantidades de muestras con una lectura objetiva. Tienen gran sensibilidad y especificidad incluso en fases precoces, se positivizan en la primoinfección incluso antes que las pruebas no treponémicas, sobre todo las IgM. Las IgM persisten 2-3 meses y las IgG pueden ser positivas toda la vida en el 85 % de pacientes correctamente tratados.
- **Inmunofluorescencia indirecta:** Anticuerpos absorbidos fluorescentes antitreponema (FTA-Abs) o la prueba FTA-Abs DS: Utiliza como antígeno treponemas obtenidos de testículos de conejo. Su interpretación es subjetiva y costosa para aplicarla como prueba de cribado en población de bajo riesgo, por lo que se utiliza para confirmar los resultados positivos de los métodos no treponémicos.
- **Hemaglutinación:** Treponema pallidum haemagglutination (TPHA) y microhemagglutination treponema pallidum (MHA-TP). Esta última es una adaptación de la anterior con una placa de microtitulación. El TPHA es una técnica más económica y fácil de realizar, Consiste en una hemaglutinación pasiva con hematíes de cordero sensibilizados con un extracto antigénico de T. pallidum.

- **Enzimoinmunoensayo de membrana (Western blot) treponémico:** Se utiliza para aquellos casos en los que ELISA y FTA-Abs son indeterminados y se necesita aclarar la duda. Solo la llevan a cabo escasos laboratorios, que normalmente son centros de referencia.

- **Prueba de inmovilización de T. pallidum (TPI):** Es una prueba de inmovilización de T. pallidum vivos, observables por microscopia de campo oscuro, que determina la capacidad de los anticuerpos y el complemento del paciente para inmovilizar células de T. pallidum. Es una prueba bactericida, y muy costosa, al exigir el mantenimiento de T. pallidum en cultivo en conejos, razón por la que solo está al alcance de algunos laboratorios.

- **Ventajas de las pruebas treponémicas:** Su procesamiento es automatizado o semiautomatizado, ofrece una lectura objetiva de resultados, cuando se usa un conjugado específico de IgM, la prueba tiene valor en el diagnóstico de sífilis congénita.

- **Limitaciones:** Pueden permanecer reactivas durante años con o sin tratamiento, y los títulos de anticuerpos se correlacionan mal con la actividad de la enfermedad, no deben usarse para evaluar la respuesta al tratamiento, la recaída o la reinfección en pacientes tratados previamente no diferencian la sífilis venérea de la sífilis endémica (pian y pinta). (17)

Enfermedades Infecciosas

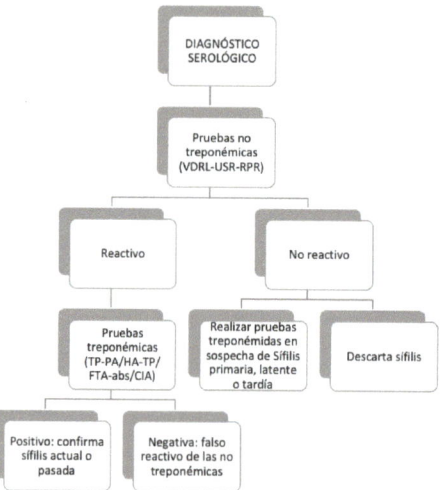

Gráfico 2. Algoritmo diagnóstico de la Sífilis. Fuente: Algoritmos diagnósticos y/o terapéuticos de la sífilis (15)

Interpretación de Resultados

Treponémicas	No Treponémicas	Interpretación	Conducta
-	-	-No infección - Infección muy reciente	Clínica sugestiva o sospecha de contagio, repetir en 2-3 semanas
+	+	-Infección confirmada o tratada recientemente	Tratamiento si no hubo tratamiento previo
-	+	-Probable falso positivo	Repetir en 3 semanas para confirmar
+	-	- Infección antigua (tratada o tto incompleto) - Infección reciente si IgM positiva	Confirmar resultados si no hay antecedente de tratamiento con otro test, valorar inicio de tratamiento

Tabla 3. Interpretación de resultados de laboratorio. Fuente: Enfermedades infecciosas (18)

Tratamiento

Los factores importantes que influyen en el manejo de la sífilis son: la detección temprana, el tratamiento rápido con un régimen antibiótico efectivo y el tratamiento de las parejas sexuales de la persona infectada con sífilis.

El objetivo del tratamiento es prevenir complicaciones en personas asintomáticas (es decir, con sífilis latente tardía) o detener su desarrollo si el paciente tiene manifestaciones de enfermedad terciaria. El tratamiento de la sífilis tardía requiere cursos más largos de terapia antimicrobiana que la enfermedad temprana.

En los pacientes diagnosticados de sífilis primaria se recomienda tratar las parejas que hayan tenido contacto sexual con el caso índice en los 3 meses previos al inicio de la clínica, en los diagnosticados de sífilis secundaria, se recomienda tratar a las parejas que hayan tenido contacto sexual los 6 meses previos, que se ampliará a un año para las parejas de los pacientes con sífilis latente precoz. (1)

Las directrices de la OMS y las directrices europeas para el tratamiento de la sífilis temprana en adultos son las mismas; mientras que los pacientes con sífilis tardía ya no son infecciosos. El tratamiento depende de la fase de la enfermedad, aunque en todas ellas el fármaco de elección es la penicilina. (Tabla 4)

- **Sífilis primaria, secundaria y de latencia precoz:** Penicilina G benzatínica en dosis intramuscular única de 2,4 millones de unidades.
- **Sífilis latente tardía o de duración incierta, con LCR sin alteraciones que sugieran neurosífilis:** Penicilina G benzatínica intramuscular, en dosis de 2,4 millones de unidades por semana, durante 3 semanas consecutivas. El tratamiento de la neurosífilis se realiza con penicilina G acuosa venosa en dosis de 18-24 millones de unidades, durante 10-14 días. Algunas guías recomiendan además completar 3 semanas de tratamiento con 2,4 millones de unidades de penicilina G benzatínica por vía intramuscular por semana.
- **Alérgicos a B-lactámicos:** La fluoroquinolona, las sulfonamidas y los antibióticos aminoglucósidos no son efectivos, mientras que la doxiciclina

etapa de infección, se pueden usar para el tratamiento de pacientes no embarazadas con alergia a los antibióticos betalactámicos, pero existen preocupaciones relacionadas con la posibilidad de que los medicamentos no se adhieran al curso prolongado. No hay recomendaciones para modificar la terapia para mujeres embarazadas o para pacientes con infección por VIH, por lo tanto, se recomienda realizar una desensibilización a las penicilinas. (24)

La azitromicina se evaluó como una alternativa prometedora a antibióticos betalactámicos; sin embargo, las cepas que portan una mutación de ARNr 23S para la resistencia a los macrólidos, son frecuentes y la azitromicina y otros regímenes de macrólidos ya no se recomiendan para el tratamiento de la sífilis a menos que no haya otras alternativas adecuadas y un seguimiento seguro. (19)

Durante el tratamiento, del 30 al 50% de los pacientes tratados pueden padecer la denominada reacción de Jarisch-Herxheimer, que suele ocurrir en las primeras 24 horas, debida a la liberación de endotoxinas por la lisis masiva de las espiroquetas, muy sensibles a la penicilina. Clínicamente se manifiesta por fiebre, escalofríos, cefalea, mialgias y cuadros vegetativos. Frecuentemente es auto limitada. El tratamiento es sintomático, con antiinflamatorios. (18)

Diagnóstico	Tratamiento de Elección	Alergia A La Penicilina
Sífilis primaria Sífilis secundaria Sífilis latente precoz	Penicilina G benzatínica 2,4 millones UI vía IM dosis única	-Doxiciclina 100mg/12h VO por 14 días -Ceftriaxona 1g/24h IM o IV por 10-14 días -Azitromicina 2g dosis única
Sífilis latente tardía Sífilis de duración incierta Sífilis terciaria	Penicilina G benzatínica 2,4 millones UI vía IM semanales por 3 semanas	-Doxiciclina 100mg/12h VO por 28 días -Ceftriaxona 1g/24h IM o IV por 14 días
Neurosífilis	Penicilina G acuosa 3-4 millones UI/4 h vía IV o en infusión continua por 10-14 días, asociado a Penicilina G benzatínica 2,4 millones UI vía IM semanales por 3 semanas	-Intentar desensibilización -Ceftriaxona 2g/24h IV por 14 días

Tabla 4. Regímenes del tratamiento de la Sífilis. Fuente: enfermedades infecciosas (18)

Pronóstico
Las sífilis primaria y secundaria se pueden curar si se diagnostican a tiempo y se recibe el tratamiento completo, aunque por lo regular la sífilis secundaria desaparece en cuestión de semanas, en algunos casos puede durar hasta 1 año. Sin tratamiento, hasta un tercio de las personas tendrá complicaciones tardías de la sífilis.

La morbilidad varía desde síntomas menores en la etapa primaria de la infección hasta los síntomas sistémicos constitucionales más significativos de la sífilis secundaria y las consecuencias neurológicas y cardiovasculares de la enfermedad terciaria. Dado que la sífilis latente puede persistir durante años o décadas, las manifestaciones de la sífilis terciaria a menudo ocurren tardíamente causando morbilidad significativa e incluso la muerte si no se identifica y tratan. (23)

Datos obtenidos del famoso Estudio Tuskegee de Sífilis indican que aproximadamente un tercio de los pacientes que no reciben tratamiento desarrollarán complicaciones tardías, 10% del total de sífilis cardiovascular en desarrollo; 6%, neurosífilis; y 16%, sífilis gomatosa. Las tasas de mortalidad en general son mayores entre los afectados, y las complicaciones tardías parecen ocurrir más comúnmente en hombres que en mujeres.

Estas cifras han seguido aumentando desde la aparición de la epidemia de SIDA, ya que las enfermedades de úlcera genital (incluida la sífilis) son cofactores de la transmisión sexual del VIH. Además, los pacientes no tratados que son seropositivos al VIH tienen un mayor riesgo de progresión rápida a neurosífilis.

Para los pacientes diagnosticados con sífilis primaria o secundaria, el pronóstico es bueno después del tratamiento adecuado. T pallidum sigue siendo altamente sensible a las penicilinas, y es probable que se cure; sin embargo, los pacientes diagnosticados con sífilis terciaria, el pronóstico es menos optimista. El 20% de los pacientes no tratados con sífilis terciaria mueren de la enfermedad, lo que hace que la sífilis sea una de las pocas enfermedades de transmisión sexual mortales. Sin embargo, con un tratamiento adecuado, el 90% de los pacientes con neurosífilis tienen una respuesta clínica favorable.

La sífilis congénita es el resultado más grave de la sífilis en las mujeres, se ha demostrado que una mayor proporción de neonatos se ven afectados si la madre tiene sífilis secundaria no tratada, en comparación con la sífilis latente temprana no tratada. Como T. pallidum no invade el tejido placentario o el feto hasta el quinto mes de gestación, la sífilis causa aborto tardío, muerte fetal o muerte poco después del parto en más del 40% de las infecciones maternas no tratadas. La mortalidad neonatal generalmente resulta de hemorragia pulmonar, superinfección bacteriana o hepatitis fulminante. Las mujeres gestantes con tienen sífilis temprana tienen probabilidad de dar a luz a un niño no infectado por sífilis siempre y cuando haya sido tratada adecuadamente. (22)

Recomendaciones
- La mejor manera de prevención de la sífilis es la educación sexual independientemente de la edad, sexo y grupo étnico, así como el mantener relaciones sexuales con preservativo de barrera.
- Para usuarios de drogas intravenosas se recomienda no usar jeringuillas ya usadas, al igual que en personas que se realizan tatuajes y perforaciones, o pacientes que requieran transfusiones sanguíneas.
- Ante la primera lesión ulcerosa genital o en otra localización que sea sugestiva de sífilis, además de el antecedente de contacto sexual sospechoso, se debe realizar un interrogatorio y examen físico completos; además, realizar pruebas de laboratorio para el diagnóstico temprano de sífilis y perfil de ITS para descartar otras infecciones de transmisión sexual.
- Se debe prestar atención a los individuos con antecedente de sífilis que al momento se encuentren asintomáticos, siendo esto indicativo de una fase latente o de una curación, según la pauta de tratamiento recibida. Por lo tanto, en estos pacientes se deben solicitar también pruebas confirmatorias respectivas.
- Para el diagnóstico de laboratorio de sífilis no se recomienda el cultivo ni microscopía óptica, la microscopía de campo oscuro requiere experiencia del laboratorista por lo cual no es de primera elección. Los algoritmos aconsejan realizar en primera instancia una prueba no treponémica, la cual descartará la infección si es negativa, pero si es positiva se debe confirmar con una prueba treponémica.

- La PCR es de ayuda en caso de lesiones sifilíticas en otras localizaciones atípicas, pero no se usa en la práctica habitual.
- Todas las mujeres embarazadas deben someterse a una serología de sífilis en su primera visita a la clínica prenatal a través del perfil TORCH, y si se reconoce el riesgo de sífilis, se debe ofrecer una nueva detección más adelante en el embarazo.: 1ACuando las mujeres se hayan curado de la sífilis antes del embarazo y no corran el riesgo de reinfección, el recién nacido no requerirá pruebas. El re-tratamiento en el embarazo está indicado cuando hay incertidumbre del tratamiento o la cura serológica está en duda.
- El diagnóstico y por lo tanto el tratamiento oportuno mejoran de manera significativa el pronóstico de los pacientes pudiendo llegar a la curación definitiva; sin embargo, en caso de que la sífilis sea tardía, se deben realizar seguimientos de las complicaciones de la misma.
- Se debe realizar un correcto seguimiento de los pacientes durante el tratamiento para evaluar la respuesta al mismo, a través de la realización de pruebas no treponémicas hasta conseguir la curación completa.
- El tratamiento de elección para la sífilis es el uso de penicilinas inyectables, en específico la penicilina G benzatínica vía intramuscular, el régimen va a durar dependiendo de la fase en la cual se encuentre la infección. Por otro lado, en alérgicos a los B-lactámicos se utiliza tetraciclinas, cefalosporinas o macrólidos, que, en caso de embarazadas, al ser contraindicadas, se debe realizar una desensibilización a las penicilinas.
- Los niños nacidos de madres tratadas por sífilis requieren evaluación clínica y serología de detección de sífilis, incluyendo títulos no treponémicos e IgM al nacer y a los tres meses, luego trimestralmente hasta que sea negativo. Los anticuerpos treponémicos maternos transferidos pasivamente serán positivos e inútiles en esta circunstancia.
- Se debe informar a los pacientes de posibles reacciones comunes al tratamiento y, después de administrar la terapia parenteral, observar las reacciones inmediatas al tratamiento. Se recomienda la terapia con esteroides cuando se maneja la sífilis neurológica o cardiovascular para prevenir la aparición de la reacción de Jarisch-Herxheimer.
- El seguimiento mínimo recomendado es la serología de la sífilis a los tres, seis y 12 meses, o hasta la curación.

BIBLIOGRAFÍA

1. Peeling R, Mabey D, Kamb M, Chen X. Syphilis. Nature Reviews Disease Primers. 2018;(3):5-19.
2. Ros C, González M, Navarro J, Sánchez J. Evolución del tratamiento de la sífilis a lo largo de la historia. Sociedad Española de Quimioterapia. 2018;:486,490
3. Rodolf, J. D., Tramont, E. C., & Salazar, J. C. (2016). Sífilis (Treponema pallidum). En J. E. Bennett, R. Dolin, & M. J. Blaser, Enfermedades infecciosas Principios y práctica 8va Edición (Vol. 2). Barcelona, España: Elsevier
4. Díaz M, Díaz M, Díaz M, Díaz M. Sífilis: Una revisión bibliográfica actual – Revista Lux [Internet]. Udabol.edu.bo. 2020 [cited 20 January 2020]. Available from: https://www.udabol.edu.bo/lux/sifilis-una-revision-bibliografica-actual/
5. Cada día, más de 1 millón de personas contraen una infección de transmisión sexual curable [Internet]. Who.int. 2020 [cited 20 January 2020]. Available from: https://www.who.int/es/news-room/detail/06-06-2019-more-than-1-million-new-curable-sexually-transmitted-infections-every-day
6. Erazo, C. (23 de octubre de 2011). SVEMSIDAECU. Obtenido de SITUACIÓN DE LAS INFECCIONES DE TRANSMISIÓN SEXUAL EN EL ECUADOR 2007-2010: http://svemsidaecu.blogspot.com/2011/10/situacion-de-las-infecciones-de.htm
7. INEC. (2015). Instituto Nacional de Estadísticas y Censos.Obtenido de Archivo Nacional de Datos y Metadatos Estadísticos: http://anda.inec.gob.ec/anda/index.php/catalog
8. Rodríguez Fernández, G.E. (2019) Sífilis congénita: actualización del manejo clínico y tratamiento (examen complexivo). UTMACH, Unidad Académica de Ciencias Químicas Y De La Salud, Machala, Ecuador. 30 p.
9. Harrison T. PRINCIPIOS DE MEDICINA INTERNA. 19th ed. Estados Unidos de América: Dennis L. Kasper; 2016.
10. Binnicker MJ. Which algorithm should be used to screen for syphilis? Curr Opin Infect Dis. 2012;25:79-85
11. Kimberly A. Workowski, Bolan GA. Sexually Transmitted Diseases Treatment Guidelines [Internet]. Morbidity and Mortality Weekly Report (MMWR). Centers for Disease Control and Prevention,2015; p. 1-138. Disponible en: http://www.cdc.gov/mmwr/preview/mmwrhtml/rr6403a1.htm
12. enfermedades infecciosas. [Buenos Aires]: Ediciones Journal; 2008.
13. Kingston M, French P, Higgins S, McQuillan O, Sukthankar A, Stott C et al. UK national guidelines on the management of syphilis 2015. International Journal of STD & AIDS [Internet]. 2015 [cited 20 January 2020];27(6):421-446. Available from: http://DOI: 10.1177/0956462415624059
14. Falasco S. ALGORITMOS DIAGNÓSTICOS Y/O TERAPÉUTICOS DE LA SÍFILIS. Revista de Medicina Interna. 2019;(2):71-72.
15. Hook E. Syphilis. The Lancet. 2017;(3):1550-155
16. Dhiral S, Yogesh M. Serological tests for syphilis. Indian Journal of Sexually Transmitted Diseases and AIDS [Internet]. 2019 [cited 20 January 2020];. Available from: https://www.ncbi.nlm.nih.gov/pmc/articles/PMC6896393/

BIBLIOGRAFÍA

17. Escola L, Fernández M, González R, López F. ENFERMEDADES INFECCIOSAS. 10th ed. Manual CTO de Medicina y Cirugía. Madrid: Juan José Ríos Blanco; 2018. p. 74-76.
18. Centers for Disease Control and Prevention (CDC). Azithromycin treatment failures in syphilis infections--San Francisco, California, 2002-2003. MMWR Morb Mortal Wkly Rep. 2004 Mar 12. 53(9):197-8.
19. Wkly Rep. 2004 Mar 12. 53(9):197-8.
20. Patton ME, Su JR, Nelson R, Weinstock H, Centers for Disease Control and Prevention (CDC). Primary and secondary syphilis--United States, 2005-2013. MMWR Morb Mortal Wkly Rep. 2014 May 9. 63 (18):402-6.
21. ROCKWELL DH, YOBS AR, MOORE MB Jr. THE TUSKEGEE STUDY OF UNTREATED SYPHILIS; THE 30TH YEAR OF OBSERVATION. Arch Intern Med. 1964 Dec. 114:792-8.
22. McClure EM, Goldenberg RL. Infection and stillbirth. Semin Fetal Neonatal Med. 2009 Aug. 14(4):182-9.
23. [Guideline] Workowski KA, Berman SM. Sexually transmitted diseases treatment guidelines, 2006. MMWR Recomm Rep. 2006 Aug 4. 55:1-94.
24. [Guideline] World Health Organization. WHO Guidelines for the Treatment of Treponema pallidum (Syphilis). World Health Organization. 2016.

Enfermedades Infecciosas

CAPÍTULO 15

Vaginosis Bacteriana
Dra. Katherine Elizabeth Almeida Barba

Definición
La vaginosis bacteriana es una infección polimicrobiana de amplia distribución, no considerada como infección de transmisión sexual, pero que acompaña a muchas otras, constituyéndose en un marcador inespecífico de ellas. (1)

La vaginosis bacteriana (VB) es un trastorno frecuente caracterizado por cambios en la flora vaginal en la que normalmente predominan especies de lactobacilos que son reemplazadas por agentes patógenos, que incluyen la Gardnerella vaginalis, Mycoplasma genital, Prevotella spp., Peptostreptocci, Mobiluncus spp. y otras bacterias anaerobias que cambian el pH vaginal. (2) En el embarazo, la VB se asocia con aborto espontáneo tardío, ruptura prematura de membranas, parto pretérmino y endometritis posparto. (3)

Epidemiología
La vaginosis bacteriana, es un problema de salud pública de gran trascendencia a nivel mundial, que ocurre en aproximadamente 35% de las mujeres sexualmente activas, en 15% a 20% de las mujeres gestantes y puede encontrarse hasta en 5% a 10% de pacientes en servicios de consulta externa de ginecología. (4) En China, la prevalencia de VB varió de 5.9% a 15.4%. Sin embargo, este número fue 16.3% –29.2% en Estados Unidos, y alcanzó hasta el 50% en África meridional y oriental. (5) En las gestantes, los estudios han documentado tasas de prevalencia similares a los observados en poblaciones que no gestantes, que van del 6% al 32%. (6)

La Organización Mundial de la Salud refería que a nivel mundial había 333 millones de casos nuevos de infecciones cervicovaginales cada año, en mujeres de 15 a 49 años, la mayoría en países en desarrollo. Son cifras alarmantes que se han ido aumentando y que en estudios más actuales. (7)

En Ecuador según UNICEF cada día, más de un millón de personas contrae una infección de transmisión sexual. Se estima que, anualmente, unos 500 millones de personas contraen alguna de las siguientes infecciones de transmisión sexual: herpes, candidiasis o tricomoniasis. Además, más de 290 millones de mujeres están infectadas con el virus del papiloma humano (VPH), una de las infecciones de transmisión sexual más comunes. (8)

Etiología

La etiología precisa de la VB no está clara, pero a medida que entendemos el microbioma vaginal, nos damos cuenta de cómo la microbiota juega un papel importante en la salud del tracto reproductivo de la mujer. Si bien diversas comunidades microbianas se consideran un signo saludable en la mayoría de los sitios del cuerpo humano (por ejemplo, el sistema gastrointestinal), un tracto reproductivo femenino sano es asociado más probablemente con una baja diversidad microbiana dominada por uno o unas pocas especies de Lactobacillus. (9)

La Gardnerella vaginalis se encuentra comúnmente en las mujeres con VB, pero la presencia de este microorganismo solo es insuficiente para constituir un diagnóstico de VB, ya que se encuentra en el 30% a 40% de forma asintomática. (6) No se encuentra únicamente asociada con la presencia de Gardnerella vaginalis, la etiología de esta afección se ha atribuido al denominado complejo GAMM: Gardnerella vaginales asociada con agentes anaerobios como bacteroides: peptococos, peptoestreptococos, enterobacterias, además del Micoplasma hominis, Ureaplasma urea-lyticum y Mobiluncus curtissic. (4)

Aunque se desconoce la causa de la vaginosis bacteriana; ésta puede ser asistida sexualmente y transmitido sexualmente. La teoría de la transmisión sexual está respaldada por la recuperación de Gardnerella vaginalis de la uretra y la piel del pene de parejas masculinas de mujeres con vaginosis bacteriana. Las mujeres con vaginosis bacteriana recurrente a menudo tienen la misma pareja antes y después del tratamiento, y pueden reinfectarse con G. vaginalis por su pareja masculina. La alta tasa de concordancia bacteriana vaginal en mujeres que tienen sexo con mujeres respalda aún más la suposición de que la vaginosis bacteriana puede transmitirse sexualmente. (10)

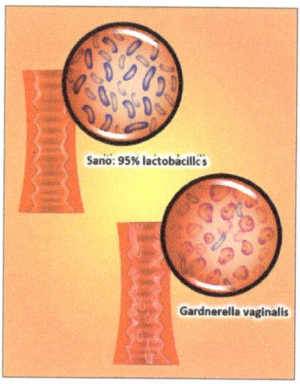

* Paulette Bagnall DR. Bacterial vaginosis: A practical review. Journal of American Academy of Physician Assistants. 2017.

Factores de Riesgo
Numerosos factores de riesgo están asociados con la VB, como antecedentes sexuales, prácticas intravaginales, uso de anticonceptivos, uso de antibióticos, raza, educación, edad y ciclo menstrual. La literatura actual sugiere que la VB está relacionada con la actividad sexual. (11)

Entre los principales factores de riesgo sexuales encontramos (12):
• Inicio precoz de las relaciones sexuales
• Múltiples parejas sexuales masculinas y una o más femeninas en los últimos 12 meses
• Uso inestable del condón
• Práctica del sexo oral (del hombre hacia la mujer o entre mujeres).

Factores como el número de parejas sexuales de por vida, mujeres que tienen sexo con mujeres, uso de un juguete sexual, coito temprano, frecuencia de relaciones sexuales vaginales, cambio reciente de pareja, el sexo oral, el sexo anal y los antecedentes de ITS bacterianas han demostrado en la literatura que aumentan el riesgo de VB. (11)

Algunos factores como el color negro de la piel, el empleo de duchas vaginales, el hábito de fumar y el empleo de dispositivos intrauterinos (DIU) se relacionan con la presencia de la enfermedad. Algunos procesos fisiológicos naturales como embarazos o embarazos recientes, abortos, estrés o la primera semana del ciclo menstrual, parecen estar fuertemente asociados con la VB. (12)

La composición de la dieta también está relacionada con la VB, específicamente el consumo incrementado de ácidos grasos saturados y monoinsaturados. Por otro lado, el empleo de anticonceptivos orales, el consumo de ácido fólico, vitamina E y calcio parecen reducir el riesgo de padecer VB. (12) Los estudios han demostrado que los anticonceptivos orales combinados, los anticonceptivos de progestágeno solo y el uso de condones, protegen contra la VB. (11)

Fisiopatología
Son muy pocos los datos que se han logrado obtener sobre la fisiopatología de la VB, por lo que no se ha podido establecer aún un método de diagnóstico y tratamiento adecuados. Los conceptos actuales sobre el origen

polibacteriano de la enfermedad y el enfoque acertado de estas comunidades microbianas como un frágil ecosistema, caracterizado por una dependencia nutricional con complejas redes tróficas, donde existe una simbiosis y antibiosis marcada, encuentran cada vez más adeptos entre los conocedores del tema. (12)

Existen al menos dos teorías que intentan explicar este fenómeno. Una de las teorías plantea que algún factor exógeno o endógeno provoca la disminución de los lactobacilos productores de H2O2, posibilitando el establecimiento de las bacterias anaerobias asociadas a la VB, mientras que otra teoría sugiere que es el sobrecrecimiento de bacterias oportunistas anaerobias lo que produce el reemplazamiento de los lactobacilos productores de H2O2. (12)

En las mujeres con vaginosis bacteriana, los lactobacilos productores de peróxido de hidrógeno de la flora vaginal nativa responsables del mantenimiento de un ambiente ácido, son reemplazados por patógenos invasivos, G. vaginalis, especies de Prevotella y especies de Mobiluncus. El reemplazo de lactobacilos con G. vaginalis promueve un pH básico que establece el ambiente para la vaginosis bacteriana. La G. vaginalis produce un biofilm que proporciona una matriz para que se adhieran otras bacterias patógenas, además de dificultar que la terapia con antibióticos penetre y erradique la infección. (10)

Estas células epiteliales cubiertas con bacterias del biofilme se desprenden de la mucosa por descamación y dan lugar a las células guías o indicadoras presentes en el frotis vaginal. La composición química y la estructura de la matriz del biofilme les confieren resistencia a estas bacterias frente al H2O2 y a los antibióticos, y este parece ser un aspecto importante en la resistencia antimicrobiana y en la recurrencia de la enfermedad. (12)

Cuadro Clínico
Cerca del 50 % de las pacientes con vaginosis bacteriana cursan de forma asintomática. En los casos sintomáticos se puede presentar con mayor frecuencia una leucorrea moderada o abundante, fetidez referida como olor a pescado) y prurito vulvar (12). El examen físico debe incluir una evaluación de la vulva y revisión con espejo vaginal, en donde se pueda obtener muestra

para la medición de pH, la prueba de las aminas y frotis para el examen directo al microscopio. (13)

Tabla 4. Diagnósticos diferenciales para Vaginosis Bacteriana. (6)

Signos y síntomas	Vaginosis Bacteriana	Candidiasis Vulvovaginal	Tricomoniasis Vaginal
Secreción	Mínima	Abundante, blanca	Escasa, espesa
Olor	Sugiere a pescado	No mal olor	Fétido
Prurito	Ninguno	Prurito vulvar	Prurito vulvar
Otros síntomas posibles		Dolor, dispareunia, disuria	Disuria, dolor abdominal
Signos visibles	Secreción en la vagina y el vestíbulo, no inflamación vulvar	Hallazgos normales o eritema vulvar, edema, fisuras, lesiones satélites	Secreción amarilla, espumosa, vulvitis, vaginitis, cervicitis

El diagnóstico diferencial de la vaginosis bacteriana incluye micosis y vaginitis tricomonal. La coinfección con Chlamydia trachomatis y Neisseria gonorrea debe considerar que la vaginosis bacteriana facilita la adquisición de ITS. (10)

Diagnóstico

Los criterios de diagnóstico son iguales para mujeres embarazadas y no embarazadas. La detección y el tratamiento oportuno de VB pueden ser beneficiosos en mujeres con alto riesgo de parto prematuro. (6) Siendo el diagnóstico inicial de tipo sindrómico o clínico, en casos de riesgo de infección vaginal, para el tratamiento adecuado, existe evidencia de buena calidad sobre la utilidad de los criterios clínicos de Amsel o de la tinción de Gram como mecanismos para detectar VB. (6) Los criterios de Amsel se usan más comúnmente en entornos clínicos ya que es más rápido y asequible que la puntuación Nugent. (11)

La sensibilidad de los criterios de Amsel es del 97% y de la tinción de Gram es del 62%. La especificidad de los criterios de Amsel es del 95% y de la tinción de Gram es del 66%. (6) Las técnicas de tinción de Gram son utilizado para diagnosticar VB por la puntuación Nugent. La puntuación se basa en la presencia de diferentes morfotipos bacterianos. (11)

Método de Amsel (12)
Este método tiene solo dos categorías: negativo y positivo para VB. Para que una paciente se considere como positiva para la enfermedad debe presentar al menos tres de los siguientes criterios:
- Leucorrea blanca o blanca-grisácea homogénea
- pH de la secreción vaginal por encima de 4,5
- Prueba de aminas positiva
- Presencia de células guías en preparación salina.

Método de Nugent (12)
Este es un método cuantitativo que se basa en la diferencia morfológica y tintorial de los lactobacilos y las bacterias asociadas a la VB. Para realizar el diagnóstico se asignan valores numéricos a la presencia de determinados morfotipos bacterianos (lactobacilares, Gardnerella-Bacteroides y Mobiluncus) en la tinción de Gram de la secreción vaginal. Como resultado se obtiene una puntuación que va desde 1 hasta 10, y que determina la presencia o no de VB.

Método de Claeys (12)
Es un método cualitativo para el diagnóstico de la VB en el 2002 utilizando la tinción de Gram, pero a diferencia del método de Nugent, no realiza un conteo exacto de las bacterias, sino que analiza la proporción entre los morfotipos lactobacilares y los característicos de VB. Presenta 5 subcategorías divididas en grados que van desde grado 0 (G0) hasta grado 4 (GIV), siendo positivo para VB solo el grado 3 (GIII).

Tabla 3. Criterios de Amsle y tinción Gram (6)	
Criterios de Amsel (3 de 4 presentes es diagnóstico)	1. Características del flujo: homogéneo, delgado y blanco 2. Presencia de células guía al microscopio 3. pH del flujo vaginal >4,5 4. Olor a pescado con KOH al 10%
Tinción de Gram (evaluada con los criterios de Hay & Ison)	1. Grado 1 (normal): predominio de lactobacilos 2. Grado 2 (intermedio): flora mixta con algunos lactobacilos presentes, pero se observan morfotipos de Gardnerella y/o Mobiluncus 3. Grado 3 (vaginosis bacteriana): predominan morfotipos de Gardnerella y/o Mobiluncus. Hay otros grados adicionales que no se han correlacionado con la clínica características: • Grado 0 No hay bacterias presentes • Grado 4 predominan coco Gram positivos.

Índice de Nugent	Se deriva de estimar las proporciones relativas de morfotipos bacterianos para asignar un valor entre 0 y 10. Un valor <4 es normal, de 4-6 es intermedio y >6 es VB.

El cultivo de Gardnerella vaginalis NO se debe utilizar para diagnosticar VB, debido a que puede cultivarse la bacteria a partir de secreción de la vagina en más de 50% de mujeres normales y asintomáticas. (6)

Tratamiento
No farmacológico

Las recomendaciones para el tratamiento no farmacológico consisten en practicar una técnica adecuada de higiene vulvo-vaginal, no utilizar duchas vaginales, geles ni agentes antisépticos locales, se debe corregir cualquier anomalía anatomo-funcionales asociadas. Se debe comenzar en tratamiento en presencia de signos y síntomas de infección vaginal mientras se espera la confirmación diagnostica, el uso de estrógenos intravaginales durante la postmenopausia puede prevenir infecciones recurrentes. (14)

Antibiótico

El tratamiento solo se recomienda para mujeres sintomáticas, de acuerdo con las pautas de tratamiento de los Centros para el Control y la Prevención de Enfermedades (CDC) de los Estados Unidos, debido a la falta de evidencia suficiente para apoyar el tratamiento de las mujeres asintomáticas. (11) Sin embargo, existe evidencia suficiente para recomendar el tratamiento de rutina de mujeres embarazadas asintomáticas que asisten a una consulta de ginecología y tengan VB. (6)

El objetivo de la terapia actual es reducir la cantidad de bacterias anaeróbicas en la vagina con el uso de antibióticos, aumentando así el retorno de la flora vaginal normal. Las pautas más recientes recomiendan tratar la VB con metronidazol o clindamicina. (15) Los antibióticos mencionados anteriormente pueden administrarse por vía oral o intravaginal. Estos regímenes recomendados tienen una eficacia similar. (11) El tratamiento oral o vaginal es aceptable para lograr curación en mujeres embarazadas con VB sintomática que tienen bajo riesgo de resultados obstétricos adversos. (6)

Tabla 5. Tratamiento empírico Vaginosis Bacteriana (6) (11)

	Terapia oral	Terapia Vaginal
Medicamento de elección	•Metronidazol: 500 mg dos veces al día durante siete días •Metronidazol: 250 mg tres veces al día durante siete días	•Metronidazol: un óvulo de 500 mg diario intravaginal por siete días
Medicamento alternativo	•Clindamicina: 300 mg dos veces al día por siete días	•Clindamicina: aplicar 5 gramos (un aplicador lleno) de la crema profundamente en la vagina por la noche, durante siete días.

Hasta el 58% de las mujeres que reciben tratamiento para BV experimentan una recurrencia. Los efectos adversos del metronidazol son comunes e incluyen náuseas, vómitos, dolor de estómago y un sabor metálico. Además, se debe aconsejar a los pacientes que eviten el alcohol mientras toman metronidazol debido a una posible interacción. Las mujeres que experimentan una resolución completa de los síntomas de VB no requieren evaluación adicional; sin embargo, aquellos con síntomas recurrentes deben regresar al proveedor de atención médica para una evaluación y tratamiento adicionales. (15)

Algoritmo de tratamiento VB (13)
Tratamiento de vaginosis bacteriana (VB)

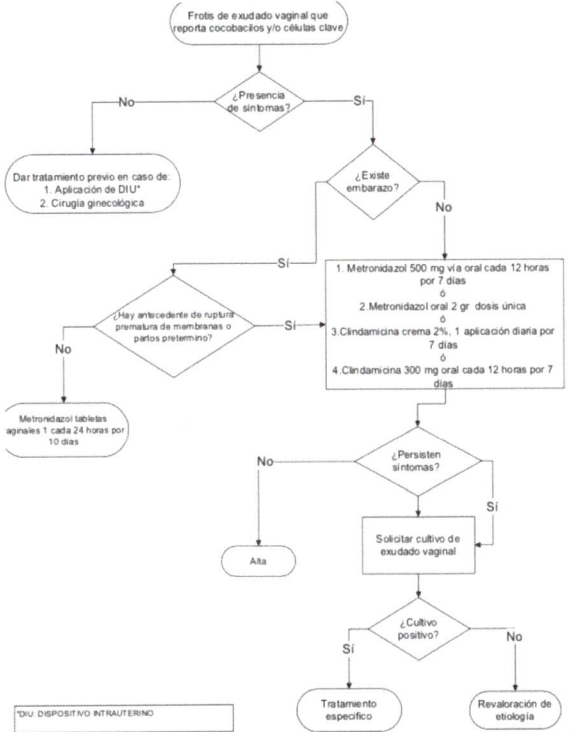

Probióticos

Las tasas de recaída de BV son el mayor desafío ya que la recurrencia de la infección es muy alta, 67% dentro de los siguientes meses. Según otro estudio, la recurrencia de la enfermedad ocurre dentro de 6-12 meses y la tasa de recaída es del 50%. (16) Esto condujo al concepto de reemplazar los lactobacilos agotados utilizando cepas probióticas como enfoque de tratamiento. (17)

Los probióticos son bacterias que se cree que tienen beneficios para la salud de los humanos. El mecanismo de acción de los probióticos es restablecer almacenar especies de Lactobacillus en la vagina. (15) Los regímenes de solo probióticos son seguros y pueden exhibir beneficios a corto y largo plazo. El resultado étnico específico para los probióticos utilizados después de los antibióticos es digno de estudio adicional. (5) Sin embargo, no hay pruebas suficientes para recomendar el uso de probióticos antes, durante o después del tratamiento con antibióticos como un medio para garantizar un tratamiento exitoso o reducir la recurrencia. Se necesitan ensayos controlados aleatorios más grandes y bien diseñados con metodologías estandarizadas para confirmar los beneficios de los probióticos en el tratamiento de la VB. (17)

A pesar de que las primeras investigaciones no resultaron concluyentes, la mayoría de los nuevos estudios evaluaron los probióticos, y los resultados sugieren la posibilidad de una mejora en los signos y síntomas de VB y una disminución de las tasas de recurrencia. Sin embargo, la investigación con probióticos continúa estando desorganizada, con múltiples especies de Lactobacillus siendo probadas, metodologías que involucran tratamiento primario o combinado, y vías de administración oral y vaginal. (15)

Pronóstico

El tratamiento adecuado puede resolver una infección de VB, teniendo un pronóstico favorable, sin embargo, en las gestantes se asocia a rotura prematura de membranas, aborto espontáneo, corioamnionitis y endometritis puerperal. Se ha encontrado microbiota característico de VB en endometrio y trompas de mujeres con enfermedad inflamatoria pélvica y la presencia de VB se ha asociado con endometritis, displasia cervical, salpingitis, infecciones recurrentes del tracto urinario, infertilidad y enfermedad inflamatoria pélvica después de practicar procedimientos invasivos como histerectomía, biopsia endometrial, histerosalpingografía, colocación de DIU, cesárea y legrado. La VB también está asociada a infecciones en el trato genitourinario por Trichomonas vaginalis, Neisseria gonorrhoeae, Chlamydia trachomatis y VIH. (12) VB también aumenta el riesgo de contraer muchas ITS, como el virus de inmunodeficiencia humana, Neisseria gonorrhoeae, Clamidia trachomantis, Tricomona vaginails y virus del herpes simple-2. (11)

Ahora se sabe que la BV está asociada con complicaciones y secuelas ginecológicas y obstétricas potencialmente graves. Las mujeres embarazadas con VB tienen un mayor riesgo de resultados adversos. En las mujeres que se someten a fertilización in vitro, la VB puede provocar tasas de implantación más bajas y mayores tasas de pérdida temprana del embarazo. (17) Las mujeres que tienen VB tienen más probabilidades de adquirir otras ITS, como Neisseria gonorrhoeae, Chlamydia trachomatis, VIH y el virus del herpes simple. Se postula que la presencia de especies de Lactobacillus en la vagina ofrece protección contra la transmisión de ITS. Lo que no está claro es qué régimen de tratamiento proporcionará protección para las mujeres en riesgo y cómo promover el crecimiento de microbios en la vagina que ofrecen resistencia a estos patógenos. (15)

Recomendaciones

La vaginosis bacteriana (VB) es la causa más común de vaginitis, además aumenta el riesgo de una mujer de contraer otra infección de transmisión sexual, las mujeres embarazadas con VB tienen más probabilidades de experimentar un parto prematuro y un parto prematuro. (15) Por lo tanto en toda infección vaginal que pueda relacionarse con ITS se debe cumplir cuatro actividades, según la OMS, entre ellas educar a los individuos en riesgo sobre las modalidades de transmisión de la enfermedad y los medios para reducir el riesgo de transmisión, además detectar la infección en sujetos asintomáticos y en sujetos que presentan síntomas, pero que probablemente no consulten servicios diagnósticos y terapéuticos. Procurar que el tratamiento sea efectivo en los individuos infectados que acuden a consulta y otorgar tratamiento y educación de las parejas sexuales de individuos infectados. (6)

BIBLIOGRAFÍA

1. García PJ. VAGINOSIS BACTERIANA. Per Ginecol Obstet. 2007.
2. Force USPST. Screening for Bacterial Vaginosis in Pregnancy to Prevent Preterm Delivery: U.S. Preventive Services Task Force Recommendation Statement. Annals of Internal Medicine. 2008 Febrero.
3. Salud Sd. Guía de Práctica Clínica. Diagnóstico y tratamiento de la vaginitis infecciosa en mujeres en edad reproductiva en el primer nivel de atención. Mexico; 2008.
4. JHONATAN ALEJANDRO MENDOZA VERGARA JMRC. INCIDENCIA Y FACTORES DE RIESGO DE VAGINOSIS BACTERIANA EN MUJERES EN EDAD FERTIL QUE ACUDEN A LA CONSULTA EXTERNA EN EL HOSPITAL GENERAL "DR. ENRIQUE GARCÉS" DURANTE EL PERIODO NOVIEMBRE 2013 - FEBRERO 2014.". QUITO: PONTIFICIA UNIVERSIDAD CATOLICA DEL ECUADOR; 2014.
5. Ziyue Wang YHYZ. Probiotics for the Treatment of Bacterial Vaginosis: A Meta-Analysis. International Journal of Environmental Research and Public Health. 2019.
6. MSP. Diagnostico y tratamiento de la infeccion vaginal en obstetricia. Guia Clínica. Dirección Nacional de Normatización-MSP ed. Quito; 2014.
7. Vidal E RJ. Sindrome de flujo vaginal. Revista Cubana de Obstetricia y Ginecología. 2010 Diciembre.
8. Maribel LVJ. Frecuencia de infecciones cérvico-vaginales causadas por microorganismos, diagnosticadas por estudio citológico con tinción de Papanicolaou en el Centro de Salud N°1 Ibarra durante el periodo enero-junio 2016. Quito: UNIVERSIDAD CENTRAL DEL ECUADOR, CARRERA DE LABORATORIO CLÍNICO E HISTOTECNOLÓGICO; 2017.
9. Soper DE. Bacterial Vaginosis and Surgical Site Infections. American Journal of Obstetrics and Gynecology. 2019 September.
10. Paulette Bagnall DR. Bacterial vaginosis: A practical review. Journal of American Academy of Physician Assistants. 2017.
11. Makella S Coudray PM. Bacterial Vaginosis - A Brief Synopsis of the Literature. European Journal of Obstetrics and amp; Gynecology and Reproductive. 2019 Diciembre.
12. Martínez WM. Actualización sobre vaginosis bacteriana. Revista Cubana de Obstetricia y Ginecología. 2013.
13. Mexico GF. Diagnostico y tratamiento de la Vaginitis Infecciosa en Mujeres en edad reproductiva en el primer nivel de atencion. 2008.
14. Miriam Cires Pujol. Elsie Freijoso Santiesteban LSHECLMOFSSWFMIL. Guia para la practica clinica: tratamiento de las infecciones vaginales. Boletin de Informacion Terapeutica. 2010.
15. Falconi-McCahill A. Bacterial Vaginosis: A Clinical Update with a Focus on Complementary and Alternative Therapies. J Midwifery Womens Health. 2019.
16. Ayesha Javed FPSM. Bacterial vaginosis: An insight into the prevalence, alternative regimen treatments and it's associated resistance patterns. Microbial Pathogenesis. 2018 Noviembre.
17. Senok AC VHTM. Probiotics for the treatment of bacterial vaginosis (Review).

CAPÍTULO 16

Prostatitis
Autor: Dr. Kevin David Aldás Ibujes

Definición

Es una patología de comportamiento benigno que incluye todos aquellos procesos inflamatorios o infecciosos que afectan a la glándula prostática y está compuesta por un amplio espectro de síntomas inespecíficos del tracto genitourinario inferior lo que hace un cuadro polimorfo de difícil diagnóstico, caracterizados fundamentalmente por dolor perineal o genital, síntomas miccionales y disfunción sexual en diversas manifestaciones. Además que se clasifica según el examen bacteriológico de la secreción prostática en prostatitis agua bacteriana y prostatitis crónica (bacteriana o no bacteriana (1).

El National Institute of Diabetes and Digestive and kidney Diseases (2) citan que la prostatitis es una condición dolorosa que implica la inflamación de la próstata y en algunas ocasiones las áreas que las circundan, definiendo 4 tipos:

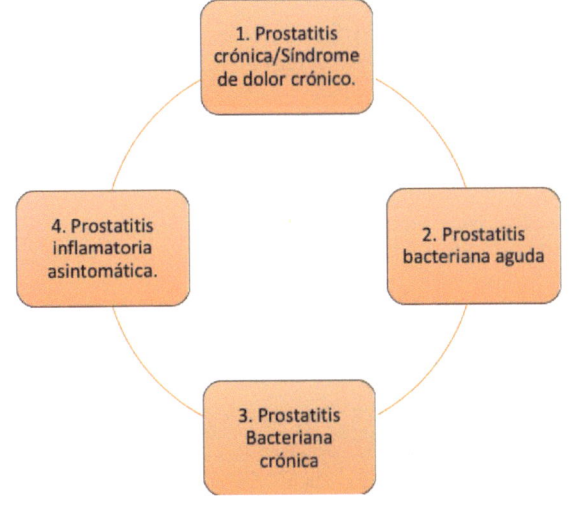

Anatomía

La próstata es un órgano que se encuentra en la región pélvica, se trata de un órgano interno delante del recto y por debajo de la vejiga (3).

El peso de este órgano varía entre los 18 a los 20 gramos, con un tamaño de 4 centímetros de largo y 3 centímetros de ancho, de forma triangular y se le ha comparado con una nuez, se compone de la superficie anterior, posterior y superior además de contar con una capsula (4). En la glándula prostática se puede evidenciar 3 zonas: Zona de transición, Zona central y Zona periférica.

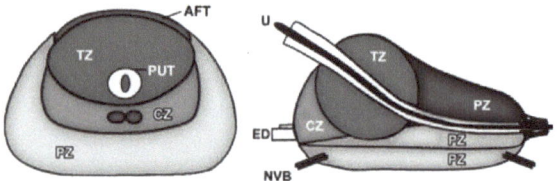

AFT = teixit fibromuscular anterior, CZ = zona central, ED = conducte ejaculador, NVB =plexe neurovascular, PUT = teixit periuretral, PZ = zona perifèrica, U = uretra, TZ = zona transicional

Las arterias que brindan irrigación provienen de la arteria iliaca interna y de la arteria hipogástrica, mientras que los linfáticos drenan hacia los ganglios iliacos externos, hipogástricos tanto medios como inferiores, pre vesiculares. (5).

Epidemiologia

La prostatitis es un síndrome que se presenta con una prevalencia relevante, se presenta más frecuentemente entre la segunda y la cuarta década de la vida, generando en los Estados Unidos al menos 2 millones de consultas médicas anualmente. Datos actuales colocan la prevalencia de prostatitis entre un 2% hasta un 10% (datos de Europa y Norteamérica); aunque según variaciones de diagnóstico y teniendo en cuenta las confusiones que se pueden presentar por su similitud clínica con otras patologías prostáticas se ha estimado entre un 5% hasta un 10%.

A nivel de nuestra población, Abad y colaboradores (5) en un estudio en el Hospital José Carrasco Arteaga de la Ciudad de Cuenca, determinaron que la prevalencia de prostatitis fue de 1,8%.

Fisiopatología
La infección de la próstata puede ocurrir por medio de 3 vías diferentes:
1. Vía retrograda.
2. Diseminación hematógena
3. Propagación de flora fecal (vasos linfáticos).

En casos que la orina se halle infectada podría suceder un reflujo hacia los conductos eyaculatorios y prostáticos, causando la infección de la glándula esta teoría es la más aceptada, esta situación genera una reacción inflamatoria lo que agrava la situación; también se menciona que los estímulos antigénicos ya sean de origen microbiano o por reflujo de orina podría determinar una respuesta del sistema inmunológico humoral y celular (6).

Etiopatogenia
Sistema de clasificación de la prostatitis del Instituto Nacional de la Salud (NIH) en 1995 (Tabla 1). La prostatitis aguda bacteriana (PBA) se define como una verdadera infección parenquimatosa aguda de la glándula prostática, causada por bacterias que se presentan de forma brusca y la mayoría de los pacientes tienen bacteriuria por lo que la bacteria puede aislarse con facilidad en el urocultivo.

Puede presentarse en varones de cualquier edad y la llegada de las bacterias normalmente es retrógrada a partir del tracto urinario inferior o a través de la vía linfática desde la zona rectal, también puede ocurrir debido a enfermedades de transmisión sexual y rara vez existe un antecedente de instrumentación uretral o de cirugía prostática.

Los bacilos gram negativos entéricos y sobre todo la Escherichia coli son los patógenos más prevalentes. Las prostatitis crónicas tienen múltiples hipótesis en cuanto a su origen, se cree que pueden suceder debido a una obstrucción, reflujo intraductal, causas infecciosas como consecuencia de la anatomía prostática.

Tabla1. Clasificación del Instituto Nacional de la Salud	
Categoría I	Prostatitis bacteriana aguda: Infección aguda de la glándula prostática
Categoría II	Prostatitis bacteriana crónica: Infección urinaria recurrente. Infección crónica prostática.
Categoría III	Prostatitis abacteriana crónica/ Síndrome de dolor pélvico crónico (mínimo 3 meses): IIIa: síndrome de dolor pélvico crónico infamatorio IIIb: síndrome de dolor pélvico crónico no infamatorio
Categoría IV	Prostatitis inflamatoria asintomática: Evidencia de inflamación prostática (presencia de leucocitos en semen o en biopsia) en ausencia de sintomatología

Fuente: NIH consensus definition and classification of prostatitis. JAMA, 282 (1999), pp. 236-7.

Estudios realizados por McNeal demostraron que la zona periférica de la próstata es el sitio donde más ocurre la inflamación, ya que los conductos que proceden de ella desembocan en el verumontanum o sus proximidades, por lo que en la eyaculación es más fácil que los microorganismos uretrales penetren en los conductos y originen una prostatitis ya sea por vía canalicular ascendente o retrógrada.

También existen teorías autoinmunes, venosas en la cual la disfunción del retorno venoso del plexo pelviano sería la responsable de las manifestaciones protáticas y por último la teoría de disfunción neuromuscular en la cual se considera la prostatitis como un tipo enfermedad psicosomática que provocaría una alteración funcional neuromuscular pélvica, con el consiguiente incremento de la presión uretral proximal facilitando el reflujo de orina hacia las glándulas prostáticas.

La prostatitis bacteriana crónica (PBC) consiste en una inflamación prostática e infecciones recurrentes del tracto urinario. La etiología principal de la PBC es por E. coli en el 80% de los casos y el 20% restante por Klebsiella, Proteus, P. aeruginosa o S. aureus (estos dos últimos sobre todo si existe antecedente de hospitalización y/o sondaje vesical) o enterococos. Pueden haber otros microorganismos poco frecuentes como la Candida en diabéticos y Cryptococcus neoformans en pacientes con VIH. En algunos estudios se ha visto que infecciones por Chlamydia trachomatis también pueden causar prostatitis crónica.

Las prostatitis bacterianas agudas y crónicas son dos entidades distintas ya que las agudas casi nunca se cronifican y las crónicas casi nunca tienen el antecedente de una aguda. La prostatitis abacteriana crónica puede afectar a los hombres de cualquier edad y aunque no tiene una etiología establecida, se cree que puede estar causada por microorganismos no comunes como Chlamydia trachomatis, Ureoplasma urealyticum y Micoplasma homonis, también se cree que podría deberse a un problema inflamatorioinmunológico. Rara vez los pacientes diagnosticados con síndrome de dolor pélvico crónico (SDPC) o prostatitis crónica abacteriana tienen en su historia clínica el antecedente de un episodio previo de prostatitis aguda. El dolor pélvico crónico puede tener cuatro factores productores distintos, por lo que se clasifica del siguientes modo: nociceptivo, inflamatorio, neuropático y disfuncional, cada uno de estos con factores desencadenantes distintos y patogenia diferente.

Criterios Diagnóstico
Clínica
En general, la prostatitis aguda se caracteriza por un cuadro clínico recortado que aparenta gravedad, aunque puede tener una evolución favorable con un tratamiento correcto. Entre los síntomas más comúnmente referidos está el dolor pelviano el cual puede ser en las siguientes áreas: suprapúbico, próstata y área perineal (46%), escroto y testículo (39%), pene (6%), vejiga (6%) y área lumbar baja (2%). También refieren síntomas urinarios con frecuencia de tipo obstructivo (dificultad para iniciar la micción, calibre disminuido, residuo postmiccional e incluso retención aguda de orina) o de tipo irritativo (imperiosidad, polaquiuria, nicturia, disuria o tenesmo) asociando

asociando comúnmente fiebre, artralgias, mialgias y mal estado general.

En las prostatitis crónicas los síntomas son similares a la prostatitis aguda pero sin síntomas de infección aguda, pueden ser leves e incluso el paciente puede cursar asintomático con infertilidad por alteración en el semen como única manifestación y no suele presentar síntomas sistémicos. En otras ocasiones predominan las manifestaciones sexuales como pérdida parcial o total de la erección, hemospermia o eyaculación dolorosa o precoz. Los síntomas en estos casos duran por lo menos 3 meses.

Algunas de las complicaciones que pueden originarse debido a una prostatitis son: una diseminación bacteriana, sepsis de origen urinario, absceso prostático, epididimitis, vasculitis seminal o pielonefritis. En pacientes con abscesos prostáticos el riesgo de fracaso del tratamiento o de recidiva es muy alto, por lo que se recomienda el drenaje quirúrgico mediante punción guiada por ecografía y se debe incluir la administración de antibióticos con acción contra bacterias anaerobias o la prolongación del tratamiento durante varios meses.

Exploraciones Complemetarias
El tacto rectal evidencia una próstata aumentada de tamaño, tensa, caliente y más sensible a la palpación.
- Hematimetría.- suele evidenciar leucocitos neutrofilica con desviación a la izquierda.
- Bioquímica sanguínea.- que incluya sodio, potasio, urea y creatinina con el objetivo una insuficiencia renal obstructiva originada en el contexto de una hiperplasia prostática.
- Orina completa con sedimentos.- se aprecia piuria y bacteriuria.
- Urocultivo.- es recomendable el cultivo de una muestra de orina antes de iniciar el tratamiento antibiótico.

Tratamiento
Medidas Generales
Reposo en cama
Baños de asiento para mejorar el síndrome miccional
Ingesta de agua mínimo 1.5L/día.

Tratamiento especifico
- **Prostatitis Aguda:** En las PBA se puede comenzar con un tratamiento antimicrobiano empírico, habitualmente por vía oral pero si es necesario se puede administrar por vía intravenosa o intramuscular. En este caso se administra un antibiótico bactericida contra gram negativos como las cefalosporinas, aminoglicósidos o fluoroquinolonas. Desde el comienzo o una vez pasada la fase aguda, se debe administrar tratamiento oral, siendo los antimicrobianos de elección las fluoroquinolonas. El tratamiento durante dos semanas en suficiente, excepto en caso de recidivas o respuesta clínica lenta en cuyo caso se debe administrar durante un mes completo (9).
- Ciprofloxacino en dosis de 500mg/12h por vía oral o 400mg/12h por vía intravenosa durante 2 semanas.
- Levofloxacino en dosis de 500mg/24h por vía oral durante 2 semanas.
- Ampicilina en dosis de 2g/6h por vía intravenosa, mas gentamicina en dosis de 3-5 mg/kg/24h por vía intravenosa. Si la evolución es favorable en 24-48 horas se continúa con amoxicilina más ácido clavulánico en dosis de 875 + 124 mg/8h por vía oral durante 4 semanas (10).

- **Prostatitis Crónica:** En la PBC el tratamiento antibiótico de elección es la fluoroquinolona, la cual se puede administrar vía oral durante 6-12 semanas y se recomienda realizar urocultivos de control a los 15 días y a los 6 meses de terminado el tratamiento. En aproximadamente 1/3 de los casos los síntomas y la bacteriuria recurren. Alrededor del 10% de las bacterias causantes de prostatitis son resistentes a la ciprofloxacina, frente a cerca del 20% en cepas causantes de infección no complicada del tracto urinario (9).
- Ciprofloxacino en dosis de 500mg/12h por vía oral o 400mg/12h por vía intravenosa durante 6 semanas.
- Levofloxacino en dosis de 500mg/24h por vía oral durante 6 semanas.

En caso de infección recidivante puede ser útil el tratamiento con alfa bloqueadores que relajan la uretra proximal, lo que podría disminuir el reflujo de orina hacia la próstata. También puede plantearse la resección prostática transuretral en casos de litiasis prostática, adenomas o carcinomas de próstata.

También hay recomendaciones que pueden mejorar la calidad de vida de los pacientes como el uso de medicamentos que reblandezcan las heces, aumentar el consumo de líquidos (2-4 L/día) y evitar irritantes vesicales como alcohol, café, picante o cítricos. Si todas las medidas fallan, se recomienda optar por el tratamiento supresor que consiste en administrar dosis bajas de antibiótico a largo plazo para mantener la orina estéril (10).

- **Síndrome de dolor pélvico inflamatorio:** En los pacientes con síndrome de dolor pélvico inflamatorio siempre se debe individualizar el tratamiento a cada paciente, en pacientes con SDPC IIIA con frecuencia se utiliza un antibiótico de modo empírico contra bacterias atípicas como los macrólidos y se ha observado una mejoría hasta en el 40% de los casos, esto complementado con eyaculaciones frecuentes. También se ha visto que tanto en la categoría IIIA, como IIIB, los alfa bloqueadores, inhibidores de la 5 α reductasa y AINES en algunos casos muestran mejoría pero aún no hay estudios al respecto. En algunos pacientes el uso de relajantes musculares y antidepresivos tricíclicos como la amitriptilina ha sido de utilidad, también se da la fisioterapia de la musculatura del suelo pélvico y en casos de obstrucción podría realizarse una cirugía prostática (9).

- **Prostatitis inflamatoria asintomática:** En los pacientes con prostatitis inflamatoria asintomática no hay un manejo definido, sin embargo, no se recomienda tratamiento alguno excepto en casos de PSA elevado o infertilidad.

BIBLIOGRAFÍA

1. Maya Rodríguez López, Ileana Baluja Conde, Senia Bermúdez Velásquez; Patologías benignas de la próstata: Prostatitis e hiperplasia benigna; Revista biomédica; Volumen 18; Numero 1; Año 2007; Paginas 47-59.
2. National Institute Diabetes and Digestive and Kidney Diseases. Prostatitis: Inflammation of the Prostate. U.S. Department of Health and Human Services. 2015. Disponible en:
3. Asociación Española Contra el Cáncer. Cáncer por localización. Cáncer de próstata. Anatomía. España 2015. Disponible en:
4. Estrada C. Anatomía y fisiología de la próstata. Asociación de Urología de El Salvador. Centro América. Presentación.
5. Rosenberg H. Capítulo 5. Anatomía Patológica de los Aparatos Urinario y Genital Masculino. Patología de la próstata. Pontificia universidad Católica de Chile. Escuela de Medicina. Disponible en:
6. Jiménez J, Broseta E. Clasificación, etiología, diagnóstico y tratamiento de las prostatitis. Otros tipos de prostatitis. Revista Enfermedades Infecciosas y Microbiología Clínica. Vol. 23. Núm. . Diciembre 2005.
7. Juan Fernando Jiménez Cruz, Enrique Broseta Rico; Clasificación, etiología, diagnóstico y tratamiento de la prostatitis. Otros tipos de prostatitis; Enfermedades Infecciosas y Microbiología Clínica; Volumen 23; Numero 4; Año 2005; Paginas 47-56.
8. Remigio Vela Navarrete, Carmen Gonzalez Enguita, Juan Vicente García Cardoso, G. Manzarbeitia, F. Soriano García; Prostatitis crónica: una revisión critica de su actual definición nosológica, clasificación y potencial carcinogénesis; Archivos Españoles Urológicos; Volumen 60; Numero 6; Año 2007, Paginas 617-623.
9. García-Arenzana Anguera JM; Tratamiento de la prostatitis; Información Terapéutica del Sistema Nacional de Salud; Volumen 29; Numero 6, año 2005; Paginas 145-151.
10. 10.- Murillo L, Pérez F. Medicina de urgencias y emergencias. 5th ed. 2015.paginas 545-546.

CAPÍTULO 17

Toxoplasmosis
Autor: Dra. Stefanny Belén Medrano López

Definición
Enfermedad infecciosa ocasionada por Toxoplasma gondii, un protozoo intracelular obligado; puede no manifestar síntomas o a su vez presentar un cuadro de adenopatías o inclusive causar una enfermedad del sistema nervioso central en pacientes inmunodeficientes. (1)

Epidemiología
La exposición humana a la toxoplasmosis es frecuente, el Toxoplasma gondii tiene distribución mundial. La prevalencia de serologías positivas para la infección de T. gondii varía dependiente de la localización geográfica. (2) Se estima que un 15% de la población de Estados Unidos han sido infectados y son seropositivos. A nivel de Sudamérica se ha reportado niveles altos de seroprevalencia de toxoplasmosis entre 41-72%.

Entre el 10 y 40% de pacientes infectados con VIH tienen anticuerpos contra toxoplasma. (3)

Fisiopatología
El T. gondii, presente en aves y mamíferos, es un parásito intracelular obligado invade el citoplasma de todas las células nucleadas y se multiplica de forma asexual en su forma como taquizoíto. Cuando el huésped desarrolla inmunidad, la multiplicación de los taquizoítos se detiene y se forman quistes tisulares que persisten en estado de latencia durante años.
La reproducción sexual de Toxoplasma gondii se observa en el tubo digestivo de los gatos, únicos huéspedes definitivos documentados, los ovoquistes resultantes se eliminan por medio de las heces durante 7 a 14 días, su capacidad infecciosa tarda en desarrollarse entre el primer y quinto días y la conservan por varios meses en el suelo húmedo. (2)

Los huéspedes intermediarios como las aves, roedores, animales de granja y salvajes se infectan tras ingerir materiales contaminados con ovoquistes mismos que se convierten en taquizoítos se diseminan por todo el cuerpo y forman quistes en el tejido nervioso y muscular. Los seres humanos pueden infectarse al consumir carne mal cocida que contenga quistes tisulares o al ingerir alimentos o agua contaminados con heces de gatos (modo de infección más frecuente por vía oral).

Rara vez, el ser humano se infecta luego de una transfusión de sangre o por trasplante de órganos o transmisión transplacentaria de madre a feto. En el huésped humano, se forman quistes tisulares sobre todo en el tejido muscular esquelético, miocardio, en el encéfalo y en los ojos, en donde pueden mantenerse latentes toda la vida y reactivarse en especial en estados de inmunodeficiencia. (2)

Cuadro clínico
Clínicamente la toxoplasmosis puede pasar desapercibida o causar signos o síntomas que dependen del estado inmune del paciente. En aquellos pacientes inmunocompetentes y en embarazadas la infección primaria por Toxoplasma gondii es asintomática en la mayoría de ellos, en apenas el 10% se puede manifestar una enfermedad autolimitada para la que rara vez se necesita tratamiento. (4)

El signo clínico más típico es el desarrollo de una adenopatía cervical u occipital, no dolorosa que puede perdurar entre 4 a 6 semanas. Menos frecuentemente puede causar miocarditis, polimiositis, neumonitis, hepatitis o encefalitis. (5)

Los pacientes con VIH no parecen estar en mayor riesgo de contraer T. gondii en comparación con la población general, los casos de toxoplasmosis cerebral en este grupo de pacientes se debe a la reactivación de la infección latente, más no a una reciente infección. La toxoplasmosis cerebral en los pacientes con SIDA, se pueden presentar con una combinación de signos y síntomas, la focalización neurológica es frecuente y puede estar presente en el 75% de los pacientes en el momento del diagnóstico. Los signos reflejan el sitio de la lesión e incluyen hemiparesia, ataxia, parálisis de pares craneales, convulsiones, defectos en el campo visual. Además, pueden presentar cefalea, alteración en el estado de conciencia y alza térmica. (6)

La toxoplasmosis ocular puede deberse a reactivación de una infección congénita, sin embargo, actualmente se considera que la mayor parte de los casos son adquiridos en forma postnatal. Puede manifestarse en la adolescencia o tercera década de la vida.

En pacientes con SIDA la afección ocular se puede encontrar entre el 2 y 3% y hasta el 25% de los casos con secundarios a una infección adquirida recientemente. Se puede presentar con visión borrosa, fotofobia, escotomas o dolor ocular. (7)

Diagnóstico
Los métodos serológicos son la principal herramienta para confirmar una sospecha diagnóstica de toxoplasmosis. Pruebas de inmunofluorescencia indirecta o enzimo-inmuno-ensayo para detectar anticuerpos IgG e IgM. Resultados positivos de anticuerpos IgG, por sí solo no proporciona un resultado definitivo de toxoplasmosis, estos anticuerpos tienen alta prevalencia en la población general. Cuando la sospecha de infección es alta, especialmente al comienzo del embarazo la realización de estudios de confirmación por otros ensayos y pruebas serológicas repetidas a intervalos, se requiere. (8)

En el caso de toxoplasmosis aguda, los anticuerpos IgM aparecen desde los 5 días hasta las 2 primeras semanas, presentando niveles máximos entre 1 y 2 meses, y descienden hasta valores indetectables. Sin embargo, los anticuerpos IgM pueden persistir hasta 18 meses después de la infección aguda. Los anticuerpos IgG alcanzan un valor máximo en 1 o 2 meses y pueden permanecer elevados y estables durante varios meses o años, o permanecer positivos durante toda la vida.

Si los anticuerpos IgG e IgM son negativos, esto indica ausencia de infección reciente. Si la sospecha diagnostica es alta, se recomienda repetir la prueba entre 2 y 3 semanas. (9)

Los casos positivos de anticuerpos IgM e IgG, deben derivarse para su confirmación definitiva a laboratorios de referencia de toxoplasmosis. Saber cuándo se produjo la infección durante el embarazo es importante, para evaluar el riesgo de transmisión fetal e instaurar un tratamiento adecuado. Solicitar una prueba de avidez de IgG. Los anticuerpos con gran avidez que se detectan durante las primeras 12 a 16 semanas excluyen la infección adquirida durante el embarazo. Si la avidez es alta esto sugiere que la infección ocurrió al menos unos 5 meses antes de realizar el estudio. (4)

Si la paciente presenta un cuadro clínico compatible con toxoplasmosis, sin embargo el título de IgG es bajo, se debe hacer un seguimiento a las 2 y 3 semanas para evidenciar un aumento en el título de anticuerpos si la enfermedad es secundaria a toxoplasmosis aguda. La IgM materna cruza la placenta, pero la IgG no lo hace, en los recién nacidos el hallazgo de anticuerpos IgM sugiere una infección congénita. La detección de anticuerpos IgA específicos contra Toxoplasma es más sensible que la detección de IgM. (4) (9)

El diagnóstico serológico del recién nacido se hace con la investigación de inmunoglobulinas Iga, IgE, IgG e IgM específicas en sangre. Las inmunoglobulinas IgM, IgA e IgE no atraviesan la placenta, por lo que su hallazgo indica producción fetal. En los niños infectados, los títulos se mantienen o aumentan y se pueden usar para diagnóstico, al año de edad será considerado libre de infección cuando las IgG no sean detectadas en sangre. (5)

La toxoplasmosis se puede diagnosticar por observación directa de los parásitos en los tejidos. Los quistes tisulares no diferencian la infección aguda de la crónica. La tomografía computarizada o la resonancia magnética, más una punción lumbar son útiles en casos de sospecha de toxoplasmosis cerebral. (3)

La infección ocular se diagnostica evidenciando las lesiones el ojo, síntomas y los resultados serológicos. (7)

Tratamiento
El tratamiento de la toxoplasmosis no está indicado para pacientes inmunocompetentes asintomáticos o que presentan una infección aguda leve no complicada, sólo se requiere tratamiento cuando está presente la enfermedad visceral o los síntomas son persistente o graves. Debe tratarse en casos puntuales: mujeres embarazadas con toxoplasmosis aguda o en pacientes inmunocomprometidos.
Tratamiento con pacientes inmunocompetentes:
- Pirimetamina dosis de 100 miligramos por vía oral en el primer día, luego entre 25 y 50 mg 1 vez al día durante 2 a 4 semanas (2 mg por kilo vía oral

durante 2 días, luego 1mg por kilo 1 vez al día en niños: máximo 25 mg/día)
+
- Sulfadiacina dosis de 1 gramo por vía oral 4 veces al día durante 2 a 4 semanas en adultos (entre 25 y 50mg/kg 4 veces al día en los niños)
- La leucovorina o ácido folínico se administra junto al tratamiento para evitar la supresión de la médula ósea.
- En casos de hipersensibilidad a la sulfamida, se puede usar clindamicina a dosis entre 600 a 800 mg por vía oral tres veces al día junto con pirimetamina. O a su vez, usar atovacuona a dosis de 1500 mg cada doce horas junto con pirimetamina.

Tratamiento de los pacientes inmunocomprometidos:
En los pacientes con VIH y toxoplasmosis del SNC, deben usarse dosis más altas de pirimetamina.
- Primetamina dosis de 200 miligramos por via oral en el primer día, luego entre 50 y 100 mg 1 vez al dia durante 6 semanas +
- Sulfadiacina dosis de 1 gramo por via oral 4 veces al día durante 6 semanas
- La leucovorina se administra junto al tratamiento para evitar la supresión de la médula ósea.

La evidencia disponible sobre cuál es el mejor tratamiento para toxoplasmosis en pacientes con VIH, no identifica que algún régimen sea superior a otro, la elección de la terapéutica a menudo está dirigida por la disponibilidad de medicamentos. El Trimetoprin/ Sulfametoxazol es una alternativa efectiva para toxoplasmosis cerebral en este grupo de pacientes. (6) (10)

Tratamiento de la toxoplasmosis ocular:
El tratamiento se basa en el grado de inflamación, agudeza visual, tamaño y ubicación de la lesión.
- El tratamiento con pirimetamina y sulfadiazina debe administrarse durante 4 a 6 semanas.
- Trimetoprim/sulfametoxazol 80mg/400mg via oral cada 12 horas +
- Prednisolona 1mg/kg al día, se debe iniciar 3 días después del inicio del antibiótico.
- Tratamiento profiláctico para disminuir o evitar recaídas:

• Trimetoprim/sulfametoxazol 160/800mg, cada 2 a 3 días, durante un año. Posterior a una lesión activa de toxoplasmosis ocular. (7)

El inicio de esteroides, la dosis y duración se debe determinar de manera individualizada, dependiendo de la presentación clínica, gravedad del cuadro y la inmunidad del paciente. (11)

Tratamiento en el embarazo:

• Espiramicina 1 gramo por vía oral 3 a 4 veces al día hasta excluir la infección fetal al final del primer trimestre. Se realiza el estudio de PCR del líquido amniótico a las 18 semanas, si es negativo puede continuarse con espiramicina hasta el término del embarazo. Si el feto está infectado debe administrarse pirimetamina con sulfadiacina + leucovorina durante el segundo y el tercer trimestre.

Tratamiento de los lactantes con toxoplasmosis congénita:

• Pirimetamina cada 2 o 3 días y sulfadiacina 1 vez al día durante 1 año.

Recomendaciones

Lavado de manos, después de manipular carne cruda, suelo o áreas donde duermen los gatos.

Cocinar la carne a temperatura a más de 71 °C.

A las mujeres embarazadas se aconseja evitar el contacto con gatos, o evitar la limpieza de las cajas de arena o usar guantes al hacerlo.

En pacientes con VIH, con conteo de CD4 menor de 200/uL se recomienda usar profilaxis con trimetoprim/sulfametoxazol de doble potencia una vez al día, si no hay buena tolerancia al medicamento puede ser usado tres veces a la semana o una dosis simple al día. Usar la profilaxis hasta evidencia un conteo de CD4 mayor de 200 /uL durante 3 meses. (12)

BIBLIOGRAFÍA

1. Saadatnia G, Golkar M. REVIEW ARTICLE A review on human toxoplasmosis. 2012;(April):805–14.
2. Correa D. Toxoplasmosis. :54–7.
3. Torre B, Yanet K, Mariana A, David D. Toxoplasmosis. 2011;3(2):78–84.
4. Rm CP, Yudin MH. No . 285-Toxoplasmosis in Pregnancy : Prevention , Screening , and Treatment This clinical practice guideline has been prepared by the. J Obstet Gynaecol Canada [Internet]. 2018;40(8):e687–93. Available from: https://doi.org/10.1016/j.jogc.2018.05.036
5. Carral L, Kaufer F, Pardini L, Durlach R, Moré G, Venturini MC. Toxoplasmosis congénita: Diagnóstico serológico, RPC, aislamiento y caracterización molecular de. 2018;35(1):36–40.
6. Dedicoat M, Livesley N. Management of toxoplasmic encephalitis in HIV-infected adults (with an emphasis on resource-poor settings) (Review). 2006;
7. Oftalmología SCDE. Toxoplasmosis ocular en Colombia : 10 años de aportes investigativos. 2018;16–28.
8. Zhang K, Lin G, Han Y, Li J. Serological diagnosis of toxoplasmosis and standardization. Clin Chim Acta [Internet]. 2016; Available from: http://dx.doi.org/10.1016/j.cca.2016.07.018
9. Pearson R. Toxoplasmosis - Enfermedades infecciosas. Manual MSD. [Internet] 2017
10. Hernandez A V, Thota P, Pellegrino D, Pasupuleti V, Benites-zapata VA, Deshpande A, et al. ORIGINAL RESEARCH A systematic review and meta-analysis of the relative ef fi cacy and safety of treatment regimens for HIV-associated cerebral toxoplasmosis : is trimethoprim- sulfamethoxazole a real option ? 2017;115–24.
11. Jasper S, Ss V, Ss J, Horo S, Yj S, Qd N, et al. Corticosteroids as adjuvant therapy for ocular toxoplasmosis (Review). 2017;
12. Safarpour H. Global status of Toxoplasma gondii infection and associated risk factors in people living with HIV: A systematic review and meta-analysis 2019; 10.1097/QAD.0000000000002424

CAPÍTULO 18

Sepsis

Autor: Dr. Francisco Antonio Rizzo Rodriguez
Coautor: Dra. Mariasol Cecilia Vinueza Andrade

Definición
Internacionalmente se reconoce como Septicemia a la disfunción orgánica producto de una respuesta inadecuada del huésped a una infección pudiendo llegar a ser mortal; y Choque septicémico como el estado de septicemia con mayor mortalidad que conlleva alteraciones hemodinámicas, celulares y metabólicas. Estas definiciones en conjunto con criterios clínicos ayudan en la práctica, al momento de diagnosticar y tratar a un paciente con este cuadro clínico (1).

Epidemiologia
Según datos de la OPS por año, existen alrededor de 31 millones de pacientes con un cuadro de sepsis. De los cuales, un 20% fallece por causa de sepsis. Se estima que en países de bajos y medianos ingresos, el número de casos de sepsis es más elevado, además de estar dentro de las principales responsables de muertes maternas y neonatales. Como consecuencia de limitaciones en el diagnóstico y reporte es difícil calcular el impacto a nivel global de esta entidad (2).

El INEC en Ecuador en su reporte de Egresos Hospitalarios del año 2017 se registró 64 casos de Sepsis estreptocócica y 1799 casos catalogados como Otras Sepsis, de estos, el 32% y 50% corresponden a pacientes mayores de 65 años, respectivamente. 419 casos de Sepsis puerperales y 7057 casos de Sepsis del Recién nacido. Se calculó la Tasa de letalidad hospitalaria por 100 egresos por Septicemia con un valor de 41,98% (3). Existen varios factores de riesgo que aumentan el riesgo de septicemia, dependientes del huésped como los extremos de grupo etario, enfermedades crónicas, como EPOC, cáncer, cirrosis, el SIDA, entre otros estados de inmunodeficiencia; otros dependen de condición social y factores demográficos como pobreza, régimen alimentario, sexo, raza, hábitos nocivos; otros del patógeno donde influye la resistencia bacteriana; otro de los sistemas de salud, como la accesibilidad oportuna y de calidad de servicios de cuidados intensivos (4-5).

Etiologia
El Registro Internacional de Sepsis, entre los 12,881 pacientes inscritos, organismos Gram-negativos (41.4%) y Gram-positivos (32.4%) fueron los principales agentes causales seguidos por hongos (8.7%) e infecciones virales

(1.3%). Infecciones pulmonares fueron el origen primario de la infección, seguidas de las de origen abdominal, genitourinario y sanguíneo (4). Los agentes etiológicos más frecuentes son bacterias como S. pneumoniae, H. influenzae, S. aureus, E. coli, Salmonella spp. o N. meningitidis. Otros responsables son el Virus de la gripe estacional, Dengue, Gripe aviar o porcina, o el Coronavirus del síndrome respiratorio agudo severo (1).

Fisiopatología

La respuesta inmune, innata y adaptativa normalmente trabajan en conjunto para proteger al huésped de patógenos. Pero, durante la sepsis, esta defensa no puede confinar a los patógenos localmente, propagándose los materiales infecciosos, conduciendo esto a una respuesta celular desregulada y un estado de inflamación sistémica y daño tisular. Si no se trata y controla a tiempo este problema, la respuesta inmune desregulada progresa aún más a sepsis, sepsis severa, shock séptico y muerte (Fig.1) (4).

Fig 1. Esquema del desarrollo de Sepsis. CARS Chimeric antigen receptors, PAMPs Pathogen-associated Molecular Patterns, DAMPs damage-associated molecular patterns. SIRS Systemic Inflammatory Response Syndrome; Fuente: Traducido de: https://www.ncbi.nlm.nih.gov/pubmed/?term=10.1007%2Fs00011-016-0970-x

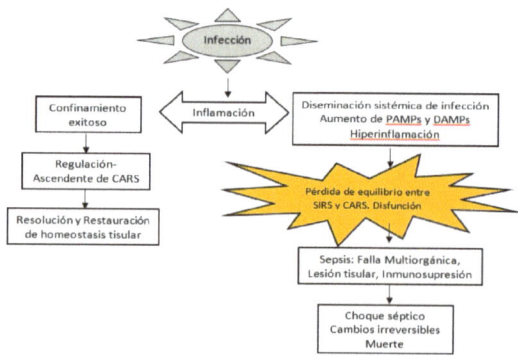

Los eventos celulares y moleculares que intervienen en la patogénesis de la sepsis se clasifican en: 1) Etapa Pro inflamatoria inicial. Y 2) Etapa Antiinflamatoria o inmunosupresora.

El Pro inflamatorio inicial, (tormenta de citoquinas), es responsable del reclutamiento de células inmunes innatas, como macrófagos y neutrófilos para responder a una infección en curso (Fig. 2). Pero a diferencia de la respuesta inmune innata, las respuestas sépticas son altamente exacerbadas y desreguladas.

Mediadores inflamatorios
Las células reclutadas secretan mediadores pro inflamatorias como citocinas, quimiocinas y ROS (especies reactivas de oxígeno), mediante la activación de receptores tipo Toll (TLR) y la vía NFkB, que son críticos para la destrucción de bacterias, pero también causan daño tisular, lo que resulta en el aumento de la permeabilidad vascular y la lesión de órganos.

El TNF-a influye en el origen de un estado de choque temprano (hipotensión, fiebre) y puede tener un papel en la disfunción orgánica relacionada con el shock séptico.

Las proteínas de fase aguda y el factor complementario C5a, causantes de la activación del sistema de coagulación, sostenidamente lleva a la coagulopatía intravascular diseminada (CID) (Fig. 2)

Esta etapa es la principal responsable de transmitir las señales apropiadas a las células de la inmunidad adaptativa para intensificar aún más las respuestas inmunes y facilitar la eliminación del patógeno (5).

A menos que se trate a tiempo, las respuestas de sepsis continúan a una etapa antiinflamatoria e inmunosupresora. Este estado se caracteriza por una pérdida de respuesta de hipersensibilidad de tipo retardado (DTH), lo que aumenta las posibilidades de desarrollar infecciones nosocomiales secundarias en pacientes con sepsis grave, además si no reciben tratamiento a tiempo y las respuestas dañinas del huésped alcanzan una etapa irreversible, culminando en la muerte (5).

Esta etapa se asemeja a la condición inmunosupresora observada en el caso de lesiones graves, como procedimientos quirúrgicos invasivos, traumatismos por fuerza contundente, quemaduras graves o hemorragias. En tales pacientes, el desarrollo de insuficiencia multiorgánica y sepsis se consideran complicaciones frecuentes.

En conclusión tenemos que las moléculas derivadas del huésped y propios de la infección actúan sobre mecanismos moleculares inmunológicos que llevan a una activación desregulada de la inmunidad innata. Las moléculas de infección y endógenas interactúan con los receptores de reconocimiento de los patógenos expresados en las células del sistema inmune. Iniciando con la activación de receptores de reconocimiento de patógenos, culmina en la liberación de mediadores inmunes, responsables de producir los signos y síntomas de la sepsis (6).

	Innate Immune Cells			Adaptive Immune Cells		
	Macrophage	Neutrophil	Dendritic Cell	B Cell	T Cell	
	Inflammation and Normal Cellular Response					
Sepsis Severity	• PRRs recognize PAMPs • TNF-α, IL-1, IL-6, ROS • MCP-1 • NFκB activation • Phagocytosis	• PRRs recognize PAMPs • TNF-α, IL-6, IFNγ, RNS, ROS, PEs ↑ • NFκB activation • Adhesion Molecules ↑	• MHC ↑ • CD80, CD86 ↑ • IL-12 ↑	• Antibody ↑ • ADCC ↑ • GM-CSF ↑	• Antigen recognition • Th1 cytokines ↑ • TNF-α, IL-6 • NFκB activation ↑	Pathogen Clearance
	Systemic Spread of Infection, Onset of Sepsis and Hyperinflammation					
	• HMGB1 ↑ • NFκB ↑ • PD-1 (Later Stage)↑ • TNF-α,IL-6,ROS ↓ • Apoptosis ↓	• PSGL-1, CD64, CD14↑ • NFκB ↑ • IL-6, RNS, ROS↑ • VLA-3↑ • CCR-2↑ • Apoptosis ↓	• IL-12 ↓ • T cell stimulation ↑ by iDCs • Fas L ↑	• Antibody ↑ • ADCC ↑ • IRA-B ↑	• TNF-α, IL-6 ↑ • Th1 cytokines ↑ • NFκB ↑ • Th2 cytokines	Sepsis with Organ Failure
	Immunosuppression					
	• TGF-β, IL-10 ↑ • ET involving IRAK M • Wnt5a (M2) ↑ • P50 homodimer repress NFκB (M1→M2)	• IL-10↑ • TLR alteration by PPAR-γ↓	• IL-10 ↑ • Apoptosis via TLR2, TLR4 & other ? ↑ • Bcl-2 ↓	• Apoptosis ↑ • PDL-1 ↑ • Caspase 3 ↑ • Antibody ↓	• Th2 cytokine ↑ • IL7R ↓ • PD-1 ↑ • Exhaustion ↑ • Treg ↑ • T-bet, GATA-3, RORγ3↓	Septic Shock & Death

Fig 2. Cambios celulares durante la sepsis. Fuente: https://www.ncbi.nlm.nih.gov/pubmed/?term=10.1007%2Fs00011-016-0970-x

Cuadro Clínico

El cuadro clínico de los pacientes con sepsis puede ser muy variado, dependiendo de las comorbilidades preexistentes, sin embargo es indispensable poder reconocer a tiempo a los pacientes con inestabilidad debido a un proceso infeccioso, ya que el pronóstico de estos dependerá en gran medida de la prontitud con la que se inicie el tratamiento adecuado. Es por esto que se debe tener claro la diferencia entre SIRS (síndrome de respuesta inflamatoria sistémica) el cual puede estar presente en procesos infecciosos o estériles, como trauma, pancreatitis, quemaduras de gran extensión, sin presencia de un proceso infeccioso agregado.

	SIRS (2 o más)	SEPSIS (cualquier combinación)
1	Temperatura >38°	Confusión
2	Respiraciones >20 por minuto	Fiebre o Hipotermia
3	Pulso >90 latidos por minuto	Pulso >90 latidos por minuto
4	Leucocitos >12,000	Disfunción orgánica por laboratorio
5	Trauma o infección puede ser la causa	Causada por infección
6	Tensión arterial normal	Baja tensión arterial (PAS < 90 mmHg, PAM < 70 mmHg)
7	Gasto urinario normal	Gasto urinario bajo o ausente
8	Oxigenación normal	Hipoxemia
9	Respiración normal	Distress respiratorio

Diagnóstico

El reconocimiento de estos pacientes dependerá de las herramientas diagnosticas disponibles para el profesional de salud, y ya que más de la mitad de los casos de sepsis provienen del entorno extra hospitalario, ante la sospecha de un paciente séptico sin contar con estudios de laboratorio, podemos recurrir al qSOFA, para la toma de decisiones en el primer nivel de atención (6). Los criterios de sepsis se detallan a continuación.

Quick SOFA (qSOFA)
Frecuencia respiratoria ≥ 22 resp /min
Alteración del sensorio
Presión arterial sistólica ≤ 100 mmHg

Tabla 2. qSOFA, Tomado de: Neira-Sanchez ER, Málaga G. Sepsis-3 y las nuevas definiciones, ¿es tiempo de abandonar SIRS? Acta Med Peru. 2016;33(3):217-22

SEPSIS	
1. Infección documentada o sospechada y uno de los siguientes parámetros:	
2. Parámetros generales	3. Parámetros inflamatorios
•Fiebre (temperatura > 38,3 °C) •Hipotermia (Temperatura < 36 °C) •Frecuencia cardíaca > 90 latidos/minuto o 2 DS por encima del valor normal para la edad •Taquipnea > 30 respiraciones/minuto •Alteración del estado mental •Edema significativo o balance de fluidos positivo (> 20 mL/kg en 24 horas) •Hiperglicemia (glucosa plasmática > 110 mg/dL) en ausencia de diabetes	•Leucocitosis (recuento de glóbulos blancos > 12000/μL) •Leucopenia (recuento de glóbulos blancos < 4000/μL) •Recuento de glóbulos blancos normal con más del 10% de formas inmaduras •Proteína C reactiva en plasma > 2 DS sobre el valor normal •Procalcitonina en plasma > 2 DS sobre el valor normal
4. Parámetros hemodinámicos	5. Parámetros de perfusión tisular
•Hipotensión arterial (PAS < 90 mmHg, PAM < 70 mmHg o disminución PAS > 40 mHg en adultos o < 2 DS debajo de lo normal para la edad) •Saturación venosa mixta de oxígeno > 70% Índice cardíaco > 3,5 L/min/m2	•Hiperlactatemia (> 3 mmol/L) •Disminución del llenado capilar o moteado
6. Parámetros de disfunción orgánica	
•Hipoxemia arterial (PaO2/FiO2 < 300) •Oliguria aguda (gasto urinario < 0,5 ml/kg/h o 45 mm/L por lo menos 2 horas) •Incremento de la creatinina ≥ 0,5 mg/Dl •Anormalidades de la coagulación: INR > 1,5 o TTP activado > 60 segundos) •Ileo (ausencia de ruidos hidroaéreos) •Trombocitopenia (Recuento de plaquetas < 100000/μL) •Hiperbilirrubinemia (Bilirrubina total en plasma > 4 mg/dL)	

Tabla 3. Criterios de Sepsis. Tomado de: Neira-Sanchez ER, Málaga G. Sepsis-3 y las nuevas definiciones, ¿es tiempo de abandonar SIRS? Acta Med Peru. 2016;33(3):217-22.

Una vez diagnosticado el paciente séptico, evidencia de infección presente, se debe evaluar la severidad del problema, para la toma de conducta terapéutica adecuada. Es así que para los pacientes sin historia de disfunción orgánica previa se empleará el puntaje de SOFA (Sequential Organ Failure Assessment) de base cero, mientras que para catalogar con sepsis a aquellos pacientes con disfunción orgánica previa conocida, se considera un cambio en la puntuación inicial de 2 puntos o más (6).

SISTEMA	PUNTAJE				
	0	1	2	3	4
Respiración PaO2/FiO2	>400	<400	<300	<200 + soporte ventilatorio	<100 + soporte ventilatorio
Coagulación Plaquetas (103/µl)	>150	<150	<100	<50	<20
Hígado Bilirrubinas (mg/dl)	< 1,2	1,2 – 1,9	2,0 – 5,9	6,0 – 11,9	>12
Cardiovascular PAM o su manejo	PAM ≥70 mmHg	PAM <70 mmHg	Dopamina <5 o Dobutamina (cualquier dosis)*	Dopamina 5,1-15 o epinefrina ≤0,1 o norepinefrina ≤0,1*	Dopamina >15 o epinefrina >0,1 o norepinefrina >0,1*
SNC Escala Glasgow	15	13 - 14	10 - 12	6 - 9	< 6
Urinario Creatinina (mg/dL) Gasto urinario (mL/día)	1,2	1,2 – 1,9	2,0 – 3,4	3,5 – 4,9 < 500	> 5,0 < 200

Tabla 3. Escala SOFA. Tomada de: Neira-Sanchez ER, Málaga G. Sepsis-3 y las nuevas definiciones, ¿es tiempo de abandonar SIRS? Acta Med Peru. 2016;33(3):217-22. *Dosis de catecolaminas se dan en µg/kg/min por lo menos 1 hora.

Tratamiento

El reconocimiento oportuno de la sepsis y shock séptico es indispensable para lograr un manejo apropiado y eficaz, debe realizarse lo más pronto posible debido a que cualquier retraso en el tratamiento compromete gravemente el pronóstico de los pacientes. La sepsis severa requiere una evaluación de los sistemas respiratorio, cardiovascular, renal, sistema nervioso central, renal, hepático y coagulación. La alteración de estos sistemas determina un riesgo elevado de morbi-mortalidad, sin embargo la evaluación de la perfusión periférica y el lactato son las herramientas más potentes para reconocer el shock séptico y evaluar la respuesta del paciente a la reanimación inicial.

Lo primordial en la valoración del paciente con shock séptico es la estabilización de la vía aérea mediante la intubación orotraqueal y la administración de la oxigenoterapia suplementaria con monitorización de la saturación periférica de oxigeno >90% (7). En el manejo inicial de la sepsis están las maniobras básicas de reanimación para restablecer una entrega adecuada de oxígeno a los tejidos, la administración oportuna de los antibióticos y el control del foco infeccioso. El soporte ventilatorio, la administración de fluidos intravenosos, uso de vasoactivos/inotropos y la transfusión de componentes sanguíneos ayudan a la estabilización hemodinámica y a una adecuada perfusión. Este conjunto de medidas administradas según el protocolo y guiada por objetivos claros se conoce como terapia temprana dirigida por metas, en ella se basan las recomendaciones para la reanimación inicial (primeras 6 horas) de la campaña sobreviviendo a la sepsis (8). El objetivo final consiste en la normalización de los parámetros hemodinámicos de perfusión tisular como el lactato < 4 mmol/L y svco2 >70% (meta metabólica) (9).

Fluidoterapia
Se deberá iniciar en presencia de hipotensión o hipoperfusión y/o lactato mayor o igual a 4 mmol/L, se recomienda canalizar dos vías periféricas de grueso calibre (calibre 14 o 16 G) e iniciar la fluidoterapia lo antes posible con sueros cristaloides (suero fisiológico) o coloides (agentes gelatina). Sin embargo no se permite el uso de coloides en pacientes con fallo renal por aumento de la asociación con coagulopatías (7).

Debemos plantearnos los siguientes objetivos:
1. Mantener una presión arterial media (PAM) entre 65 y 90 mmHg y una presión venosa central (PVC) entre 8-12 mmHg mediante la canalización de una vía central sobre todo en pacientes con criterios de shock séptico o refractarios a expansión con volumen y necesidad de drogas vasoactivas
2. Mantener una saturación venosa central de oxígeno (SvcO2) mayor o igual a 70% debido a que es un indicador indirecto del gasto cardiaco, de la perfusión tisular y evalúa la relación aporte/consumo de oxígeno a los tejidos y disminuyendo la morbimortalidad del paciente (10).

En la dosis inicial de fluidos debemos administrar de 500-1000 ml de cristaloides o 500 ml de coloides en los primeros 30 minutos si el paciente no tiene antecedentes de cardiopatía de base, pero si el paciente llega a tener este tipo de antecedente debemos tener más precaución en la restricción en la dosis inicial de fluidos por el riesgo de desencadenar un edema agudo de pulmón, debido a esto es de vital importancia de que tras cada carga se valore la respuesta hemodinámica vigilando la aparición de signos de sobrecarga en el paciente. Posteriormente se recomienda un ritmo de infusión de 20-30 ml/kg de cristaloides en bolos de 250-500 ml cada 30 minutos ajustándolo en función de la respuesta clínica del paciente (7).

El objetivo principal es conseguir una presión arterial media entre rangos de 65 y 90 mmHg porque es la que garantiza una adecuada perfusión cerebral y cardiaca, debemos conseguir una diuresis de >0,5 ml/kg/h mediante sondaje vesical. En la primera hora de la reanimación se recomienda haber infundido un total de 1500-2000 ml de cristaloides y no más de 500-1000 ml de coloides (10).

Sin embargo si a pesar de administrar un total entre 3-4 L de volumen (considerando infundir en menor cantidad en pacientes cardiópatas) y no se logra conseguir una presión arterial media por encima de 65 mmHg (pacientes en shock séptico) se debe valorar el inicio del tratamiento vasopresor con noradrenalina previa colocación de vía central en la unidad de cuidados intensivos (UCI) (11).

Antibioticoterapia Empírica
El tratamiento antibiótico debe efectuarse dentro de la primera hora desde el diagnóstico del paciente con sepsis debido a que cada hora de retraso en la administración de un antibiótico efectivo se asocia con un incremento notable de la mortalidad. La terapia inicial debe incluir antibióticos de amplio espectro frente a patógenos más probables y a una concentración adecuada para atacar al sitio infeccioso que dio origen a la sepsis (7).

Es muy importante realizar una historia clínica exhaustiva, detallada buscando las posibles causas que dieron origen al desarrollo de la sepsis realizándonos las siguientes preguntas:

¿Dónde se encuentra el foco infeccioso? ¿El paciente ha tenido aislamientos previos por alguna enfermedad infecciosa de base? ¿Qué tratamiento antibiótico recibió recientemente? ¿El paciente presenta alguna infección adquirida en la comunidad/nosocomial/asociado a cuidados socio sanitarios? ¿El paciente es portador de prótesis/dispositivos intravasculares? ¿El paciente presenta inmunosupresión clínica o farmacológica? Son datos de gran importancia porque nos ayudará a orientarnos en el diagnóstico e iniciar un tratamiento oportuno, los catéteres intravasculares de acceso central o de inserción periférica con sospecha de infección deben retirarse y enviar la punta a cultivo (7).

SEPSIS SIN FOCO IDENTIFICADO
Adquirida en la comunidad, sin enfermedad de base:
•Vancomicina 1g/12h IV + (seleccionar): •Ceftriaxona 2g/24h IV •Piperacilina Tazobactam 4g/6h IV •Carbapenem (Meropenem 1g/8h o Imipenem 1g/8h) IV (7)

SEPSIS DE ORIGEN PULMONAR
Neumonía adquirida en la comunidad:
Ceftriaxona 2g/24h + Levofloxacino 500mg/12h IV Como alternativa en pacientes alérgicos a penicilina se puede administrar Levofloxacino 500mg/12h + Clindamicina 600mg/8h IV (7)
Neumonía aspirativa: Seleccionar:
Ceftriaxona 2g/24h + Clindamicina 600mg/8h IV Piperacilina/Tazobactam 4g/6h IV Meropenem 1g/8h IV (12)
Neumonía con sospechas de Pseudomonas (EPOC grave, fibrosis quística, bronquiectasias, neutropenia grave, VIH avanzado):
Piperacilina/Tazobactam o Cefepime + Ciprofloxacino 600mg dosis inicial y luego 400mg/8h En alérgicos a penicilina: Amikacina + Ciprofloxacino (12)
Neumonía con sospecha de Staphylococcus aureus resistente a meticilina (SARM)
Asociar Linezolid (12)
Shock séptico:
Asociar Amikacina (12)

SEPSIS DE ORIGEN URINARIO
Adquirida en la comunidad, sin enfermedad de base, a seleccionar:
Ceftriaxona 2g/24h + Ampicilina 1g/6h IV + (Amikacina 1g en dosis única si criterios de shock) Piperacilina/Tazobactam 4g/6h IV + Ampicilina 1g/6h + (Amikacina 1g en dosis única si criterios de shock) Meropenem 1g/8h IV + Ampicilina 1g/6h IV + (Amikacina 1g en dosis única si criterios de shock) (7)
Si manipulaciones urológicas previas y/o ingreso previo:
Cefepime + Amikacina (2 primeros días) o Meropenem + Amikacina (2 primeros días) En alérgicos a Penicilina: Ciprofloxacino + Amikacina (12)

SEPSIS DE ORIGEN ABDOMINAL
Infección comunitaria, seleccionar:
Meropenem 1g/8h IV + Amikacina 15mg/kg/24h IV Piperacilina/Tazobactam 4g/6h IV Levofloxacino 500mg/12h + Metronidazol 500mg/8h IV Ceftriaxona 2g/24h + Metronidazol 500mg/8h IV Tigeciclina (dosis inicial de 100mg seguida de 50mg/12h) + Levofloxacino 500 mg/12h +Amikacina 15mg/kg/24h IV (7)
Si no hay factores de riesgo para enterobacterias resistentes:
Ceftriaxona o Cefotaxima + Metronidazol (12)
Si hay factores de riesgo para enterobacterias resistentes:
Piperacilina/Tazobactam (con o sin Amikacina los 2 primeros días) Meropenem (con o sin Amikacina en los 2 primeros días) En alérgicos a la Penicilina: Metronidazol + Aztreonam o Aztreonam + Tigeciclina (12) Añadir Fluconazol (800mg/24h el primer día seguido de 400mg/24h a partir del segundo día) si: Infección intraabdominal con foco gastroduodenal Presencia de levaduras en la tinción de gram Cándida Score >3 puntos (12)

Se debe mantener la sospecha de una posible infección fúngica por colonización previa de distintas especies de Cándida Albicans en pacientes críticos con fiebre persistente a pesar de la terapia antibiótica empírica (7).

En caso de existir abscesos o colecciones se debe valorar su drenaje mediante el drenaje percutáneo dirigido por ecografía o TAC o se tomará en consideración realizarlo de forma quirúrgica (12).

FOCO MENINGITIS
Paciente no inmunodeprimido
Cefotaxima o Ceftriaxona + Vancomicina Dexametasona Añadir Ampicilina si >50 años, inmunodeprimido, en terapia de sustitución renal, cirrótico o diabético (12)
Paciente inmunodeprimido:
Meropenem + Vancomicina + Ampicilina (12)

SEPSIS DE ORIGEN EN PIEL Y PARTES BLANDAS
Fascitis necrotizante:
Piperacilina/Tazobactam o Amoxicilina clavulánico asociados a Clindamicina o Linezolid En alérgicos a la Penicilina: Amikacina + Ciprofloxacino o Meropenem + Vancomicina o Linezolid (12)
Infección herida quirúrgica:
Pieracilina/Tazobactam o Meropenem En alérgicos a Penicilina: Tigeciclina + Amikacina + Ciprofloxacino (12)
Celulitis:
Cloxacilina + Ceftriaxona En alérgicos a la Penicilina: Linezolid o Clindamicina (12)
Pie Diabético:
Piperacilina/Tazobactam + Linezolid o Vancomicina En alérgicos a la Penicilina: Meropenem + Vancomicina o Linezolid (12)

Pacientes con gangrena o infección necrosante requieren desbridamiento inmediato retirando todo el tejido necrótico del área e iniciar rápidamente con la antibioticoterapia sin que existan retrasos en el tratamiento (12).

Tratamiento Vasoactivo

Tras una adecuada reposición de volumen pero con mala respuesta a la carga inicial de fluidos y con una perfusión inadecuada, se valorará la siguiente opción terapéutica con la utilización de fármacos con efecto vasoconstrictor, siendo aconsejable realizar la monitorización de la presión arterial invasiva (PAI) (12).

Noradrenalina

La noradrenalina es una catecolamina con efectos alfa – adrenérgico y beta-adrenérgico, es un potente vasoconstrictor que aumenta la presión arterial y la poscarga, aumenta la contractilidad cardiaca sin variación en la frecuencia cardiaca (10).

La noradrenalina es más potente que la dopamina y puede ser más eficaz para revertir la hipotensión en los pacientes con shock séptico, estudios demuestran que en la administración de la noradrenalina no se han evidenciado efectos perjudiciales sobre la perfusión y oxigenación intestinal, mejorando los parámetros si se asocia a dobutamina. Se puede iniciar la administración por vía periférica en situaciones de urgencia, pero para mejores resultados se debe conseguir un acceso central con una vía exclusiva y con monitorización adecuada de la misma (10).

Dosis de perfusión en sepsis:	0.05-2 mcg/kg/min e iniciar bomba de infusión de 1-2 ml/h
Podemos aumentar la dosis de 0,5-1 ml cada 5-10 min en función de la respuesta hemodinámica del paciente (12).	

Dopamina

La dopamina es un precursor de la noradrenalina, aumenta la presión arterial media y el gasto cardiaco, puede ser útil en pacientes con alteración de la función sistólica pero causa más taquicardia y puede ser más arritmogénica que la norepinefrina (10). La dopamina puede intervenir en la respuesta endocrina a través del eje hipotalámico hipofisario y poseer efectos inmunosupresores, por esta razón estudios recientes no respaldan el uso rutinario de la dopamina en el manejo del shock séptico (10). El efecto de la dopamina es dosis dependiente, inotrópico y vasopresor (12).

Dosis de 1-3 mcg/kg/min:	estímulo en los receptores dopaminérgicos renales, aumentando el flujo renal y la diuresis
Dosis de 4-10 mcg/kg/min	efectos beta, inotrópico y cronotrópico
Dosis 10-20mcg/kg/min	efecto vasoconstrictor alfa
Dosis mayores de 20mcg/kg/min	no posee ventajas respecto a la noradrenalina

Por tal motivo el fármaco vasoconstrictor de primera elección en la sepsis es la noradrenalina.

Inotropos

La función cardiaca es uno de los principales sistemas más afectados durante la sepsis severa, el gasto cardiaco puede ser normal o permanecer incrementado por los mecanismos de compensación, por lo tanto se recomienda el uso de tratamiento con inotrópicos/vasopresores combinados; un vasopresor y/o Dobutamina de acuerdo a la respuesta hemodinámica del paciente.

Dobutamina

Es una catecolamina que estimula los receptores alfa, beta 1, beta 2 y donde predomina el efecto beta 1 mejorando el gasto cardiaco, incrementando la contractilidad y la frecuencia cardiaca pero posee mayor actividad inotrópica que cronotrópica, el efecto que tiene sobre los receptores beta 2 provoca vasodilatación y causando la reducción de la poscarga (12).

La dobutamina es el inotrópico de primera elección en pacientes con gasto cardiaco bajo tras una reanimación adecuada con fluidos, estudios demuestran la eficacia de la dobutamina en el shock séptico al conseguir aumentar el gasto cardiaco, cuando se utiliza en casos de hipotensión debe combinarse con terapia vasopresora (12).

En el shock séptico	empezar una infusión de 5mcg/kg/min
Se puede aumentar en función a la respuesta hemodinámica del paciente, dosis máxima 20 mcg/kg/min.	

Vitamina C, Hidrocortisona Y Tiamina
La combinación en el tratamiento de vitamina c, hidrocortisona y tiamina ha demostrado resultados en recientes estudios experimentales y clínicos, la vitamina c tiene propiedades antioxidantes e incluye la atenuación de los efectos del daño séptico en las células endoteliales, la hidrocortisona tiene un efecto sinérgico con la vitamina C y la tiamina previene la cristalización de la vitamina c en dosis altas. Se menciona en unos estudios que facilita el destete más rápido de los vasopresores y previene la progresión de la disfunción multiorgánica, principalmente de la lesión renal aguda.

Sin embargo aún se requieren de más estudios clínicos prospectivos antes de que se puedan emitir las recomendaciones adecuadas sobre el uso del protocolo de vitamina C en la sepsis (13).

Se recomienda el uso de corticoide en pacientes con shock séptico refractario a volumen y tratamiento vasopresor, el uso de la Hidrocortisona a dosis de 50-100 mg cada 6 horas ha demostrado mejoría del cuadro del shock séptico ajustando posteriormente la dosis de infusión (13).

Control de Glicemia
La hiperglicemia se ha asociado a una mayor mortalidad y a una mayor frecuencia de complicaciones en pacientes críticos, se recomienda mantener una cifra de glicemia de 150mg/dl (12).

Componentes Sanguíneos
No emplear plasma fresco congelado para corregir alteraciones de la coagulación, solo se puede administrar en casos de hemorragia o se planifiquen procedimientos invasivos. Administrar plaquetas de manera profiláctica cuando:
- El recuento sea menor de 10.000/mm3 en ausencia de hemorragia manifiesta.
- Si el paciente presenta < 20.000/mm3 y tiene riesgo importante de hemorragia.
- Se mantendrá recuentos mayores de 50.000/mm3 si el paciente requiere cirugía, procedimientos invasivos o hemorragia activa (12).

Administrar concentrado de hematíes cuando la hemoglobina descienda por debajo de 7g/dl hasta conseguir un promedio de 9-10g/dl, se puede necesitar transfusiones mayores en circunstancias especiales como isquemia miocárdica, hipoxemia grave o hemorragia aguda (12).

Algoritmo Terapeutico

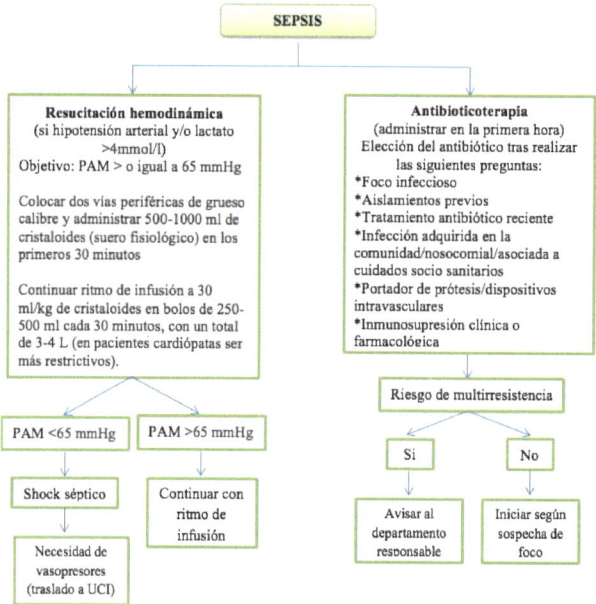

Guías de actualización en urgencias. Clínica Universidad de Navarra. 2018, pag: 284. (7)

TRATAMIENTO EN LAS PRIMERAS 3 Y 6 HORAS DE LA DETECCIÓN DE LA SEPSIS

En las primeras 3 horas
- Medición de los niveles de lactato.
- Obtención de cultivos de sangre antes de la administración de antibióticos.
- Administrar antibióticos de amplio espectro.
- Administrar 30 ml/kg de cristaloides, si hipotensión, o lactato ≥ 4 mmol/l.

En las primeras 6 horas
- Administración de vasopresores (si hipotensión no responde a la resucitación inicial de fluidos) para mantener la PAM≥65 mmHg.
- Si la hipotensión (PAM<65 mmHg) persiste después de la resucitación inicial de fluidos o el lactato inicial es ≥ 4 mmol/l, reevaluar el estado de volumen y la perfusión tisular.
- Reevaluar los niveles de lactato si en el inicio fueron elevados.

Guías de actualización en urgencias. Clínica Universidad de Navarra. 2018, pag: 285. (7)

Pronostico de los Pacientes

En todo paciente con sepsis es fundamental para mejorar el pronóstico evaluar la presencia del foco de infección susceptible para que sea erradicado mediante maniobras de control en las primeras seis horas de la presentación (retiro de catéteres, drenajes de abscesos, dispositivos intravasculares, entre otros) la rapidez en la detección del paciente séptico y el inicio precoz del tratamiento brindan resultados exitosos mejorando el pronóstico del paciente (11).

La edad menor de un año constituyó un factor pronóstico de muerte de sepsis por la gran susceptibilidad de estos pacientes a desarrollar infecciones graves al no tener un nivel de respuesta inmune eficaz ante la invasión de estos microorganismos causando mayor mortalidad (14).

Pacientes con desnutrición es un indicador de mal pronóstico por el compromiso inmunitario favoreciendo la acidosis láctica y aumentando el riesgo de evolución hacia la gravedad del cuadro (14).

Pacientes con baja escolaridad también constituye un factor de mal pronóstico porque no son capaces de reconocer signos de infección o de gravedad y tienen como alternativa métodos curativos no convencionales empeorando el cuadro o perdiendo el tiempo que es crucial para el tratamiento oportuno (15).

Recomendaciones
A pesar del fracaso de muchos tratamientos en estudios clínicos, los resultados mejoraron con el reconocimiento oportuno de la sepsis, estabilidad de la vía aérea, soporte ventilatorio, reanimación con la fluidoterapia en el shock séptico de etapa inicial, administración de antibióticos eficaces y mejores métodos para disminuir las infecciones nosocomiales (15).
El retraso en el inicio de la terapia antimicrobiana adecuada tiene un papel muy importante en la determinación de la mortalidad por infecciones de alto riesgo conllevando a un shock séptico. La obtención de pruebas complementarias como los de laboratorio y cultivo no deben retrasar el inicio del tratamiento antimicrobiano (8).
El objetivo principal en el tratamiento del shock séptico es aplicar el tratamiento antibiótico apropiado, pero la erradicación de los agentes patógenos causantes de la sepsis no comenzará hasta que los antimicrobianos alcancen sus niveles terapéuticos en el torrente circulatorio (9).
En la intervención, la reanimación con fluidos es la herramienta terapéutica primordial para llegar a una estabilidad hemodinámica del paciente, su mayor eficacia se logra cuando se concentra en las primeras horas de reanimación y se dirige por metas de perfusión según lo establecido en el protocolo (8).
El reconocimiento apropiado, oportuno y eficaz de una respuesta inflamatoria sistémica dada por un proceso infeccioso, requiere de un abordaje temprano con un rápido inicio de la reanimación acorde a las guías que incluyen antibioticoterapia empírica antes de la primera hora y resolución del sitio quirúrgico antes de las primeras 12 horas (12).

BIBLIOGRAFÍA

1. x Organización Mundial de la Salud, Mejora de la prevención, el diagnóstico y la atención clínica de la septicemia, Informe de la Secretaría; 2017;315(8):1–7. [citado 23 Enero 2020]. Disponible en: http://apps.who.int/gb/ebwha/pdf_files/EB140/B140_12-sp.pdf
2. Organización Panamericana de la Salud, Sepsis: Información general; 2020. [citado 23 Enero 2020]. Disponible en: https://www.paho.org/hq/index.php?option=com_content&view=article&id=14278:sepsis-general-information&Itemid=72260&lang=es
3. Instituto Nacional de Estadística y Censos. Anuario de Estadísticas de Salud: Camas Y Egresos Hospitalarios. 3.1.11. 2017 [Internet]. [citado 23 Enero 2020]. Disponible en: https://www.ecuadorencifras.gob.ec/documentos/web-inec/Estadisticas_Sociales/Camas_Egresos_Hospitalarios/Cam_Egre_Hos_2017/Anuario_ECEH_2017.xlsx
4. Bhan, C., Dipankar, P., Chakraborty, P. et al. Role of cellular events in the pathophysiology of sepsis. Inflamm. Res. 65, 853–868 (2016). [citado 23 Enero 2020]. Disponible en: https://doi.org/10.1007/s00011-016-0970-x
5. Labib A, Labib A. Sepsis Care Pathway. Qat. Med. Jou. (2019). 2019;2019:1–5. [citado 23 Enero 2020]. Disponible en: https://www.qscience.com/content/journals/10.5339/qmj.2019.qccc.4
6. Neira-sanchez ER. Sepsis-3 y las nuevas definiciones, ¿es tiempo de abandonar SIRS? Acta Med Peru. 2016;33(3):217–22. [citado 23 Enero 2020]. Disponible en: http://www.scielo.org.pe/scielo.php?script=sci_arttext&pid=S1728-59172016000300008
7. Alejandro Sánchez, Conrado, Arantxa Mata. Guías de actualización en urgencias. Clínica Universidad de Navarra. 2018; 271-286. [citado 23 Enero 2020].
8. Levy MM, Evans LE, Rhodes A. The Surviving Sepsis Campaign Bundle : 2018 update. Intensive Care Med [Internet]. 2018;44(6):925–8. Disponible en: https://doi.org/10.1007/s00134-018-5085-0
9. Woolum JA, Abner EL, Kelly A, Bastin MLT, Morris PE, Flannery AH. Effect of Thiamine Administration on Lactate Clearance and Mortality in Patients With Septic Shock. 2018;1–6. [citado 23 Enero 2020]. Disponible en: https://www.ncbi.nlm.nih.gov/pubmed/30028362
10. Polat y col. Estrategias de tratamiento actuales para la sepsis Eurasian J Med 2017; 49: 53-8. [citado 23 Enero 2020].
11. Alejandro BC, Ronald PM, Glenn HP. MANAGEMENT OF THE SEPTIC SHOCK PATIENT. Rev Médica Clínica Las Condes [Internet]. 2011;22(3):293–301. Disponible en: http://dx.doi.org/10.1016/S0716-8640(11)70429-1
12. Guía para el manejo del paciente séptico en urgencias_ Código SESPIS. 2019. [citado 23 Enero 2020]. Disponible en: http://www.areasaludbadajoz.com/Atenci%C3%B3n_Hospitalaria/CODIGO_SEPSIS.pdf
13. Torres-valdez S, Ramírez-campaña J, Vázquez-rodríguez JG, López A, Soto-acevedo F, Mónica C. Impacto de la administración de vitamina C en el pronóstico de los pacientes con choque séptico y sepsis severa. 2017;87–94. Disponible en: https://www.medigraphic.com/pdfs/quirurgicas/rmq-2017/

BIBLIOGRAFÍA

14. *Jp S, Cf P, Ej D, Jp S, Cf P, Ej D. Choque séptico . Lo que sabíamos y lo que debemos saber. 2017;33(3):381–91. Disponible en: https://www.medigraphic.com/pdfs/medintmex/mim-2017/mim173j.pdf*
15. *Moss SR, Prescott HC. Current Controversies in Sepsis Management. Semin Respir Crit Care Med 2019;40:594-603. Disponible en: https://www.ncbi.nlm.nih.gov/pubmed/31826260*

www.ingramcontent.com/pod-product-compliance
Lightning Source LLC
Chambersburg PA
CBHW040055250526
45473CB00042B/2409